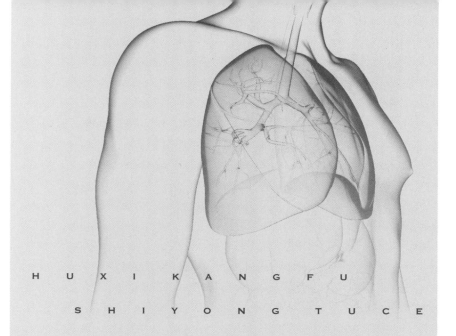

HUXI KANGFU

SHIYONG TUCE

• 慢性呼吸疾病管理专科护士培训指导用书 •

呼吸康复
实用图册

学术顾问：王永生 喻鹏铭 丁群芳

主　编：吴小玲 冯 梅 李 磊

四川科学技术出版社

图书在版编目（CIP）数据

呼吸康复实用图册/吴小玲，冯梅，李磊主编.--成都：
四川科学技术出版社，2024.4
慢性呼吸疾病管理专科护士培训指导用书
ISBN 978-7-5727-1318-7

Ⅰ.①呼… Ⅱ.①吴…②冯…③李… Ⅲ.①呼吸系
统疾病—康复—图集 Ⅳ.①R560.9-64

中国国家版本馆CIP数据核字（2024）第072896号

慢性呼吸疾病管理专科护士培训指导用书

呼吸康复实用图册

主　编　吴小玲　冯　梅　李　磊

出 品 人　程佳月
策划组稿　罗小燕
责任编辑　夏菲菲
责任校对　韩　阳
画　　图　郑宋浩　戴一凡
封面设计　李　庆
责任出版　欧晓春
出版发行　四川科学技术出版社
　　　　　成都市锦江区三色路238号　邮政编码 610023
　　　　　官方微博 http://weibo.com/sckjcbs
　　　　　官方微信公众号 sckjcbs
　　　　　传真 028-86361756
成品尺寸　185 mm×250 mm
印　　张　16.5　字数　330　千
印　　刷　四川华龙印务有限公司
版　　次　2024年4月第1版
印　　次　2024年4月第1次印刷
定　　价　78.00元

ISBN 978-7-5727-1318-7

邮　　购：成都市锦江区三色路238号新华之星A座25层　邮政编码：610023
电　　话：028-86361770

本书编委会

主　编　吴小玲　冯　梅　李　磊

副主编　蒋　丽　阳绪容　杨　潇

编　者　戴　琴（成都东部新区医院）

　　　　　邓青芳（四川大学华西天府医院 / 四川大学华西医院）

　　　　　冯　梅（四川大学华西医院）

　　　　　冯　晨（四川大学华西天府医院 / 四川大学华西医院）

　　　　　蒋　丽（四川大学华西医院 / 四川大学华西天府医院）

　　　　　李　磊（四川大学华西医院）

　　　　　廖　蕾（成都市第三人民医院）

　　　　　刘祥敏（四川大学华西医院）

　　　　　雷志英（成都东部新区医院）

　　　　　马文娟（四川大学华西医院）

　　　　　毛水香（绵竹市人民医院 / 四川大学华西绵竹医院）

　　　　　唐　娜（四川大学华西医院）

　　　　　万群芳（四川大学华西医院 / 四川大学华西天府医院）

　　　　　吴小玲（四川大学华西医院 / 三亚市人民医院 / 四川大学华西三亚医院）

　　　　　伍林飞（四川大学华西医院）

　　　　　徐　玲（四川大学华西医院）

　　　　　杨桂芳（成都市第一人民医院）

　　　　　杨　潇（成都市第一人民医院）

　　　　　阳绪容（四川大学华西医院 / 四川大学华西天府医院）

　　　　　杨晓丽（成都市武侯区呼吸康复协会）

　　　　　郑宋浩（四川大学华西天府医院 / 四川大学华西医院）

学术顾问　王永生　喻鹏铭　丁群芳

画　　图　郑宋浩　戴一凡

"慢性呼吸疾病管理专科护士培训指导用书" 序

慢性呼吸疾病简称呼吸慢病，其高发病率、高死亡率、高致残率居各疾病之首，给家庭及社会带来沉重的经济负担，与高血压、糖尿病等相比，呼吸慢病管理严重滞后，且公众对慢性阻塞性肺疾病等的认知率不足 10%。国家先后出台《中国防治慢性病中长期规划（2017—2025 年）》《健康中国行动（2019—2030 年）》《国家慢性病综合防控示范区建设管理办法》等政策，旨在促进呼吸慢病规范化管理。

呼吸慢病管理需要医生、护士、物理治疗师、营养师、心理咨询师等多学科成员共同参与，护士在其中承担了多种角色和任务，这就要求护士既要有扎实的临床护理知识与技能，又要具备与呼吸康复相关的知识与技能、慢病全程管理知识、良好的健康教育能力等。因此，做好呼吸慢病管理，人才培养必须先行。

"慢性呼吸疾病管理专科护士培训指导用书"共分三册，分别是《呼吸康复实用图册》《慢性呼吸疾病管理实用手册》《"肺"常健康，畅享呼吸》。

《呼吸康复实用图册》采用以图片为主、文字为辅的编撰形式，呈现临床常用呼吸康复护理技能的实施流程、操作要点、注意事项等，为实施呼吸康复的临床各类人员提供直观的指导。

《慢性呼吸疾病管理实用手册》包含慢病管理相关理论、技术体系、常见慢性呼吸系统疾病管理方案及中医适宜技术，详细阐述呼吸慢病管理的组织架构、管理流程、管理要点等，为呼吸慢病全程管理提供参考。

《"肺"常健康，畅享呼吸》为科普读物，从呼吸系统疾病的预防保健、症状快速自查自护、疾病的长期管理进行系统的科普，同时随书配备有声电子书，供阅读有困难的人群进行扫码听书，一键获取所需知识，适用于不同文化背景的城乡居民、呼吸疾病患者，也是慢病管理护士实施健康教育的指导用书。

　　该丛书的出版旨在为从事呼吸慢病管理的专科护士及其他临床工作者提供专业的指导，提升管理水平，促进呼吸慢病的规范化管理。由于编者能力有限，书中难免存在疏漏或不当之处，敬请广大读者批评指正。在此衷心感谢参与本书编写的编写人员和出版人员的辛勤付出。

编委会

2024 年 3 月 5 日

目　录

呼吸康复概述

一、呼吸康复的概念

以慢性阻塞性肺疾病（简称慢阻肺）、支气管哮喘和肺癌等为代表的慢性呼吸系统疾病（chronic respiratory diseases，CRD）具有发病率、致残率、致死率高，病程长、疾病负担重等特点。呼吸康复是基于对患者全面评估、为患者量身定制的综合干预措施，它是 CRD 长期管理的核心组成部分，也是最具成本效益的非药物治疗手段之一，已证实在慢性呼吸系统疾病及其他各类存在呼吸功能障碍的患者中可延缓疾病进展，减轻症状，提高运动耐量，改善生活质量，降低患者再住院率甚至病死率。

呼吸康复又称为肺康复。1997 年，美国胸科医师协会（ACCP）和美国心血管肺康复协会（AACVPR）共同发表了第一版呼吸康复的循证医学指南。2013 年，欧洲呼吸学会（ERS）和美国胸科学会（ATS）更新了呼吸康复的定义：呼吸康复是基于详细的患者评估和个性化治疗，包括但不仅限于运动、健康教育和行为改变的一套全面的多学科干预措施，旨在改善慢性呼吸道疾病患者的身心状况，促进其对增进健康行为的长期依从性。

呼吸康复的主要目标是减少患者呼吸困难症状，增加肌力和耐力（包括周围肌和呼吸肌），增强运动能力，改善日常功能，确保长期进行锻炼，缓解恐惧和焦虑，提高生活质量，并提高相关健康知识水平，加强自我管理。呼吸康复通常由跨学科的团队包括呼吸专科医师、物理治疗师、呼吸治疗师、护士、营养师、心理医师、社会工作者等共同组织实施完成。通过全面的评估了解患者目前的功能障碍水平，呼吸康复团队成员制订合理的综合康复计划和康复目标，最终使患者回归家庭和社会。此外，呼吸康复应该贯穿患者疾病管理的全过程，无论是稳定期还是急性加重期，无论是轻中度患者还是重度患者均可从呼吸康复中获益，包括患者呼吸困难症状减轻，运动耐力提高，生活质量改善，以及增加参与社会活动的能力，促进患者自我管理，达到和维持个体最佳独立生活能力等。

二、呼吸康复的适应证和禁忌证

推荐有持续的呼吸系统症状（如呼吸困难、疲劳）和 / 或功能状态限制的患者进行呼吸康复。大多数慢性呼吸系统疾病患者均可以从呼吸康复中获益，如慢性阻塞性肺疾病、间质性肺疾病、支气管扩张、囊性纤维化、哮喘、肺动脉高压、呼吸衰竭等疾病患者。积极的呼吸康复在围手术期管理中也发挥至关重要的作用，如减少术后并发症，改善预后，帮助患者尽早下床活动。

呼吸康复的禁忌证包括任何可能使患者在呼吸康复期间死亡风险增加的因素，或严重且无法克服的干扰呼吸康复计划实施的因素，如合并不稳定型心绞痛、严重的心律失常、心功能不全、未经控制的高血压等心血管疾病，影响运动的神经肌肉疾病、关节病变、周围血管疾病等，以及严重的认知功能障碍和精神异常。

三、呼吸康复的主要内容

呼吸康复的主要内容包括康复评估、以运动治疗为主的呼吸康复技术、呼吸支持技术、营养管理、心理干预、药物治疗、健康教育以及患者自我管理等。

远程医疗和移动医疗技术的普及为居家呼吸康复的施展提供了可行性保障。

采用量表分析、影像学检查、肺功能检查等方式进行呼吸康复评定是呼吸康复的重要环节。《中国慢性呼吸道疾病呼吸康复管理指南》推荐对所有参与呼吸康复的患者进行呼吸康复评估。康复评估需对患者进行全面、详细的评估，具体内容包括：临床评估（现病史、既往史、传染病史、体格检查、实验室检查、影像学检查、治疗用药情况、饮食睡眠情况），运动能力评估，相关功能评估如肺功能、呼吸肌功能、日常活动能力、生活质量，以及心理状态、营养状态等。全面评估是制订个体化康复方案的基础，也是衡量康复方案是否有效的标准。

呼吸康复技术包括不依赖设备的运动训练、手法排痰和体位引流、主动循环呼吸技术、自主引流，依赖设备的呼气正压 / 振荡呼气正压治疗、高频胸壁振荡。同时，可通过应用呼吸支持技术如氧疗、高流量氧疗、无创通气，以及辅助使用支气管扩张剂等措施，保证上述康复技术的安全性和有效性。

营养管理是呼吸康复重要组成部分，加强患者营养管理可以增强骨骼肌力量，进而改善呼吸肌力。此外，通过对 CRD 患者进行心理干预、自我管理教育和日常生活指导，可提高患者的依从性，增强康复训练，减轻合并症，消除不良情绪与行为。

四、呼吸康复周期和效果维持

呼吸康复可以根据患者的病情程度在医院门诊或社区等场所开展。病情严重的患者建议住院或者在专业的康复机构进行康复，而病情平稳、合并症较少的患者建议在门诊或者社区康复。关于肺康复的实施计划时长，目前尚无统一标准。针对不同的呼吸系统疾病有所差别，如慢性阻塞性肺疾病，建议康复时长至少 4 ~ 6 周；肺动脉高压疾病，总康复周期不少于 8 周；间质性肺疾病，康复时长为 5 ~ 12 周。在康复实施结束后，运动能力和生活质量的获益维持不足 1 年。为保持康复锻炼的持续获益，建议患者重复进行周期性康复锻炼。慢性呼吸疾病患者应终身居家康复。

（刘祥敏、万群芳、徐玲）

参考文献

[1] 李为民, 罗汶鑫 . 我国慢性呼吸系统疾病的防治现状 [J]. 西部医学 ,2020,32（01）:1-4.

[2] 中国医师协会呼吸医师分会 , 中华医学会呼吸病学分会 , 中国康复医学会呼吸康复专业委员会 , 等 . 中国慢性呼吸道疾病呼吸康复管理指南（2021 年）[J]. 中华健康管理学杂志 ,2021,15（6）:521-538.

[3] 中国老年医学会呼吸病学分会 , 中国康复医疗机构联盟呼吸康复专业委员会 . 吸入疗法在呼吸康复中应用的中国专家共识 [J]. 中华结核和呼吸杂志 ,2022,45（8）:753-761.

[4]SPRUIT M A, SINGH S J, GARVEY C, et al. An Official American Thoracic Society/European Respiratory Society Statement: Key Concepts and Advances in Pulmonary Rehabilitation[J/OL]. American Journal of Respiratory and Critical Care Medicine, 2013, 188（8）: e13-e64.

[5] 王辰 . 呼吸疾病康复指南 [M]. 北京: 人民卫生出版社 , 2021.

[6]Atsuhito Nakazawa,Narelle S. Cox,Anne E. Holland. Current best practice in rehabilitation in interstitial lung disease[J]. Therapeutic Advances in Respiratory Disease,2017,11（2）.

[7]Gueell MR, Cejudo P, Ortega F, et al. Benefits of long-term pulmonary rehabilitation maintenance program in patients with severe chronic obstructive pulmonary disease three-year follow-up. Am J Respir Crit Care Med, 2017, 195（5）: 622-629.

呼吸康复的组织架构和关键要素

一、呼吸康复的组织架构

（一）呼吸康复的基本架构

呼吸康复的基本架构主要包括健康教育、药物管理、氧气疗法、症状加重的识别和管理、呼吸困难的管理、运动训练、增加体力活动、营养支持、改变身体成分、促进心理健康等十大方面。

（二）呼吸康复团队的人员构成及职责

1. 呼吸康复团队的人员构成

呼吸康复团队成员组成取决于团队设置和可用的资源。呼吸康复依靠多学科融合，以患者及家属为中心，由医疗团队（医生、注册护士和药剂师）、物理治疗师、呼吸治疗师、专业治疗师、营养师、心理医师、社会工作者组成。

2. 呼吸康复团队的职责

呼吸康复的治疗内容由多学科治疗团队根据患者的需求进行个性化制定，团队成员均需关注患者的病情状况，给予动态指导。呼吸科医生负责肺部疾病的专科治疗及开具医嘱；呼吸专科护士负责各项评估、有氧训练、呼吸功能锻炼及各种呼吸治疗康复技术的实施，以及心理护理、健康教育、远程随访等；康复科医生负责评估患者病情并制订运动方案、氧疗方案、肌力锻炼方案；康复师协助患者实施医生所开具的康复训练方案，执行培训和监督运动；营养师负责制订营养处方，帮助患者学习如何健康饮食；心理咨询师负责心理干预，控制焦虑和抑郁，并根据需要转诊至心理医师或精神病医师；

社区医护人员在社区层面为患者实施呼吸康复，包括家庭访视；社会工作者负责帮助提高患者的自理能力及协调其社会关系。此外，是否有其他类型的成员协作取决于当地呼吸康复项目资源的可获得性。

3. 呼吸康复提供者的教育培训

为保证实施呼吸康复的质量和效果，康复团队成员需要接受专业的培训，包括学科原理、明确获益、内容要素、操作流程、风险效益评估等，以保障患者最大获益。因此，医学院校、医院、医师协会以及护理学会等相关机构应加强标准化的呼吸康复培训与考核；医学界应通过宣传提高全社会对呼吸康复的认识度与参与度，构建合理且完善的呼吸疾病防治体系，加强呼吸康复支撑平台的建设。

二、呼吸康复的关键要素

尽管运动训练是呼吸康复的基石，但仅依靠运动训练不能保障患者最大的持续获益，必须将运动训练和健康教育相结合，教育患者加强自我管理的技巧并且促使患者养成健康的行为方式。因此，除运动训练外，健康教育和自我管理同样是呼吸康复顺利实施的重要组成部分。

（一）呼吸康复的运动训练

运动治疗是呼吸康复的核心内容。每个患者的运动计划应根据患者的全面评估结果、康复目标、康复场所以及可提供的仪器设备来决定。运动处方包括运动方式、运动频率、运动强度、持续时间和注意事项。呼吸康复运动方式分为有氧训练（耐力训练）、阻抗训练、平衡训练、柔韧性训练。慢性呼吸疾病患者常伴随心肺耐力下降、肌肉力量减弱、平衡柔韧性功能障碍。因此，合理运动处方应结合上述四方面综合考虑。《中国慢性呼吸道疾病呼吸康复管理指南》推荐对 CRD 患者进行有氧运动训练和抗阻力量训练。

1. 有氧训练

有氧训练是呼吸康复治疗的基础，其主要目的是提高有氧运动能力、增强参与步行肌肉的力量以及改善日常活动能力。基于国内外呼吸康复指南，对于 CRD 患者，推荐的运动频率为每周最少 3 ~ 5 次，推荐的运动时间为每天 20 ~ 60 分钟的持续运动或间歇运动，持续 4 ~ 12 周；训练强度与疾病严重程度密切相关，对于不同患者应基于评估进行个性化的强度；推荐的运动方式主要为步行；有氧运动训练中指脉血氧饱和度（SpO_2）应始终 ≥ 88%，如果患者运动中 $SpO_2 < 88\%$ 或下降超过 4%，应停止训练，并

立即给予氧疗。

2. 抗阻训练

抗阻训练又称力量训练，是在康复过程中通过主动或被动运动的方式，采取不同的肌肉收缩形式恢复或增强肌肉质量和力量的训练，可改善患者活动能力，提高运动耐力，降低骨折的发生风险。同时，抗阻训练对通气需求依赖较低，因此非常适合严重气流阻塞和重度呼吸困难患者。与进行有氧训练相比，抗阻训练能缓解患者的呼吸困难。阻抗训练的原则是每次进行 3 ~ 5 组的大肌群训练，每组动作重复 8 ~ 12 次，间隔 30 秒。

（二）呼吸康复的健康宣教

呼吸康复的宣教应简单易懂，可重复获取。健康宣教前，呼吸康复团队应结合对患者的评估针对性制定宣教内容。呼吸康复团队可根据患者的认知偏好和理解能力，选择简明扼要的视频、图片或者现场演示等方式，辅以视觉效果以促进患者的认知理解。健康宣教时，应注意倾听患者的感受和看法，协助患者解决康复训练中遇到的生理及心理问题。同时，注重对患者家属的教育，邀请患者家属一同参与知识讲座，指导家属对患者的呼吸康复训练进行监督。健康宣教后，呼吸康复团队人员应持续监督、跟进患者的康复计划，若发现或者依从性下降应积极寻找原因，及时给予疏导和干预。呼吸康复团队可借助回授法巩固教育效果，即要求患者演示动作要领和复述关键信息，对不规范的动作及错误的信息及时指出予以纠正；对于有症状限制的患者，教会患者和家属居家锻炼时自我监护的方法，包括患者运动后出现的正常与异常情况的识别与处理。

（三）患者的自我管理

患者良好的自我管理能够更好地认识疾病、控制行为和应对疾病，并以积极的心态参与健康管理。通过呼吸康复团队的指导，患者的自我管理意识提高表现为：积极配合医生制订康复锻炼计划，每日定时定量完成呼吸康复训练目标，健康饮食，保证所需营养水平，充足休息与睡眠，戒烟戒酒；同时积极调整心态保持心情愉悦，主动建立亲友 - 病友 - 社会支持系统，参与力所能及的社会活动以及实现自身价值等。患者呼吸康复治疗依从性提高，加强自身参与对疾病的管理，从而能更好地参与呼吸康复训练，减轻或消除疾病症状，提高生存质量，降低医疗费用。

（刘祥敏、万群芳、徐玲）

参考文献

[1] Ries AL, Bauldoff GS, Carlin BW, et al. Pulmonary Rehabilitation: Joint ACCP/AACVPR Evidence-Based Clinical Practice Guidelines[J]. Chest. 2007;131（5 Suppl）:4S-42S.

[2] 莫新霞, 毛燕君, 何龑. 慢性阻塞性肺疾病患者肺康复护理干预研究进展 [J]. 上海护理 ,2022,22（12）:60-64.

[3] 童朝晖 , 姜宏英 , 陈雨莎 . 呼吸康复年度进展 2022[J]. 中华结核和呼吸杂志 ,2023,46（2）: 172-176.

第三章 呼吸康复评估工具的应用

呼吸康复是慢性呼吸系统疾病长期管理的核心组成部分，是基于全面患者评估、为患者量身定制的综合干预措施，是最具成本效益的非药物治疗手段之一。因此参与呼吸康复的患者都需进行呼吸康复评估。评估的内容包括：临床评估、检查评估、功能评估、问卷评估。本章重点介绍呼吸康复过程中常用的评估工具及方法。

第一节　呼吸困难的评估

呼吸困难是指患者不同程度、不同性质的呼吸不畅、呼吸费力以及窒息等呼吸不适感的主观体验，伴或不伴有呼吸费力的表现，也可伴有呼吸频率、深度及节律的改变。

一、改良英国医学研究委员会呼吸困难量表

改良英国医学研究委员会呼吸困难量表（modified British medical research council, mMRC）主要用于评估慢性阻塞性肺疾病（COPD）患者呼吸困难的严重程度。根据患者出现气短时的活动程度分为 0 ～ 4 个等级，评分越高提示患者呼吸困难程度越重（表 3-1）。

表 3-1　改良英国医学研究委员会呼吸困难量表

分级	呼吸困难严重程度
0 级	只在剧烈活动时感到呼吸困难
1 级	在平地快步行走或爬缓坡时感到呼吸困难
2 级	由于呼吸困难比同龄人走得慢，或者以自己的速度在平地上行走时需要停下来呼吸

续表

分级	呼吸困难严重程度
3 级	在平地上步行 100 m 或者数分钟后需要停下来呼吸
4 级	因为明显呼吸困难而不能离开房屋或者换衣服时也感到气短

二、Borg 主观疲劳感知评估量表

Borg 主观疲劳感知评估量表常作为 6 分钟步行实验前后评估呼吸困难。运动前评估呼吸困难及疲劳程度，运动后重新对呼吸困难及疲劳度进行评估。其优点是简单易懂且易于使用，能够直接了解被试者的疲劳状态（见表 3-2）。

表 3-2　Borg 主观疲劳感知评估量表

分值	评分标准
0	一点儿也不觉得呼吸困难
0.5	极轻微的呼吸困难，几乎难以察觉
1	非常轻微的呼吸困难
2	轻度的呼吸困难
3	中度的呼吸困难
4	略严重的呼吸困难
5	严重的呼吸困难
6	5 ~ 7 之间
7	非常严重的呼吸困难
8	7 ~ 9 之间
9	非常非常严重的呼吸困难
10	极度的呼吸困难，达到极限

三、视觉类比呼吸困难评分法

视觉类比呼吸困难评分法（VAS）是由一条 100 mm 长的水平线或垂直线构成，有

关呼吸困难严重性的描述被排列在线的不同位置，测量量表一端（无呼吸困难端）和患者标记点之间的距离来表示患者呼吸困难的得分（见表3-3）。

表 3-3　视觉类比呼吸困难评分法

评分标准	呼吸困难
无呼吸困难 +--+--+--+--+--+--+--+--+--+ 极度呼吸困难	
0 cm（0分）	无呼吸困难
1 cm（1分）	轻度呼吸困难，不影响工作和生活
2 cm（2分）	
3 cm（3分）	
4 cm（4分）	中度呼吸困难，影响工作，不影响生活
5 cm（5分）	
6 cm（6分）	
7 cm（7分）	重度呼吸困难，影响工作和生活
8 cm（8分）	
9 cm（9分）	
10 cm（10分）	

第二节　心肺功能评估

心肺功能是人体代谢的基础，该功能评估有助于了解机体循环和呼吸功能储备，是心肺康复的基础评定项目。

一、爬楼实验

爬楼实验（SCT）是一种简易心肺功能运动试验，不需要特殊的设备或过多的人力。爬楼时，患者需要动员大量肌肉参与此运动，与其他运动相比，对患者具有一定压力，在一定程度上反映了患者心肺功能情况。

因患者爬楼的速度、楼层的高度、患者的体重等因素，均可能使结果发生巨大差异。《肺切除手术患者术前肺功能评估肺科共识》建议将爬楼高度＞22 m者，评估为低风险患者。

二、往返步行试验

往返步行试验（SWT）是一个简易心肺功能试验，要求患者在两个相距 10 m 的标记之间做往返运动，步行的速度由声音信号控制，速度每分钟逐渐增加，直到受试者因气促，无法继续达到信号要求的速度则终止。患者经往返步行试验后步行距离 ≥ 400 m，评估为低风险。

三、心肺运动功能试验

心肺运动试验（cardiopulmonary Exercise Test，CPET）利用人体外呼吸与内呼吸耦联原理，通过运动激发受试者增加氧气吸入和二氧化碳排出，同时应用含有 O_2 和 CO_2 快速反应传感器来检测静息、运动和恢复状态下每次呼吸的 O_2 耗量和 CO_2 呼出量等气体代谢测试技术，精确测定运动状态下外呼吸与内呼吸的气体代谢异常。

心肺运动试验是评估心肺功能的金标准。它是一种复杂的生理学检测技术，需要对患者运动时的心电图、运动负荷心率、每分通气量和每分钟氧摄取进行实时记录。该检测技术可以获得 $VO_2 max$。心肺运动功能试验 $VO_2 max > 20$ ml/（kg·min）或者 > 75% 预计值，为手术低风险。

四、6 分钟步行试验

6 分钟步行试验（6-minute walking test，6MWT）指患者 6 分钟内在平坦、坚硬的地面上快速行走的距离。它评估运动过程中涉所及的所有系统综合反应，包括呼吸和心血管系统、体循环、外周循环、血液、神经肌肉和肌肉代谢等。

6 分钟步行试验通过测量自定速度来评估亚极限运动功能。患者大多数日常生活活动是在亚极限运动水平下进行的，所以 6 分钟步行距离能更好地反映日常体力活动的运动功能水平，其适应证与禁忌证见表 3-4。

（一）适应证与禁忌证

表 3-4 6 分钟步行试验适应证与禁忌证

适应证	绝对禁忌证
用于治疗前和治疗后的比较	1 月内有不稳定性心绞痛或心肌梗死
肺移植、肺切除、肺减容术	急性深静脉血栓形成 深静脉血栓不稳定状态

续表

适应证	绝对禁忌证
呼吸康复、慢阻肺	肺栓塞
肺循环高压、心力衰竭	急性心力衰竭、急性心内膜炎、急性心肌炎
用于评价功能状态（单一测量）	急性感染性疾病或其他可能对行为能力有相关影响的疾病（如严重贫血、急性肾或肝衰竭、甲状腺功能减退症或甲状腺功能亢进症等）
慢阻肺、肺囊性纤维化	症状性主动脉狭窄；主动脉夹层
心力衰竭、周围血管疾病	下肢骨折
纤维肌痛、老年患者	相对禁忌证
用于预测发病率和死亡率	静息心率 > 120 次 / 分 收缩压 > 180 mmHg
心力衰竭、慢阻肺	舒张压 > 100 mmHg
特发性肺动脉高压	严重心率失常

（二）6MWT 操作指引

1.场地准备

（1）一条封闭的、长而直的平坦走廊，硬质地面。

（2）步行路线长 30 m，每 3 m 做标记。

（3）折返处放置锥形标记（如橙红色交通锥标）。 出发点或终点（折返处），用明亮的颜色条带标于地面上。

2.物品准备

计时器（或秒表）、 圈数计数器、锥形标记物、可移动椅子、氧气、血压计、指脉氧饱和度仪、除颤仪、抢救车、电话或其他求救用品、评估记录量表、助行器（视情况）、药物（含服用硝酸甘油、阿司匹林、沙丁胺醇）。

3.患者准备

（1）穿着舒适，着适于步行的鞋子。

（2）试验前饮食应清淡，2 个小时内避免过度运动。

（3）正在接受持续氧疗的患者试验时需要接受平时水平的氧疗。

4.需要立即停止

6MWT 的情况包括： 胸痛、不能耐受的呼吸困难、 下肢痉挛、 步态蹒跚、大汗淋滴、面色苍白或灰白、头晕或晕厥、SpO_2 下降明显、收缩压下降 $\geq 20\,mmHg^*$ 伴心率加快、收缩压 $\geq 240\,mmHg$ 或舒张压 $\geq 130\,mmHg$、患者无法耐受。

5. 6MWT 的注意事项

（1）为避免日内差异，重复试验应在每日大致相同的时间进行。试验前无须热身。

（2）患者应在试验开始位置附近坐在椅子上休息至少 10 分钟。在此期间，检查是否存在禁忌证，测量脉搏、血压，确认衣服和鞋子适于试验。

（3）试验过程中技术员应该站在出发线附近，不要跟着患者步行。

（4）步行过程中技术员不要跟任何人交谈，用平缓的语调和声音以及标准用语鼓励患者。

（5）要注意观察患者，并准确记录其步行距离。

6. 6MWT 测试标准指引

测试前：

"这个试验的目标是在 6 分钟之内步行尽可能远的距离。您将在这个走廊上来回步行，但不许跑或跳。6 分钟的时间比较长，所以您在步行时要尽力去做。您可能会感到气喘吁吁或筋疲力尽，必要时可以放慢速度，停下来和休息。

"您要围绕锥体来回步行，在绕过锥体时不要犹豫停留。现在我给您做示范，请注意我转身时没有犹豫停留。"

"您自己要一圈一圈地走，步行时和绕过锥体时要轻快。"

"您准备好了吗？ 我将用计数器来记录您走完的圈数，每次您绕过出发线时都可以听到我按动它发出的嘀嗒声。记住，目的是在 6 分钟内步行尽量远的距离，但不许跑或跳。"

"现在开始，或您准备完毕后开始。"

测试中：

第一分钟过后，用平缓的语调告诉患者："您做得很好，还有 5 分钟。"

当剩余 4 分钟时，告诉患者："再接再厉，您还有 4 分钟。"

当剩余 3 分钟时，告诉患者："很好，已经一半了。"

当剩余 2 分钟时，告诉患者："加油，您只剩 2 分钟了。"

当只剩余 1 分钟时，告诉患者："您做得很好，再走 1 分钟就结束了。"

除以上标准短语，不要使用其他鼓励性的语言（或肢体语言）。

$* 1\,mmHg \approx 0.133\,kPa$。

测试后：

测试后重新评价呼吸困难和疲劳的级别，要提醒患者运动前所选的级别，记录 Borg 呼吸困难和疲劳水平。同时问："怎么样？怎么不能走得更远一点呢？" 如果不能则记录限制患者走得更远的原因。

7. 6MWT 结果及记录

6 分钟步行测试记录见表 3-5。

表 3-5　6 分钟步行测试记录表

姓名：		出生日期：		住院号：			诊断：		
性别：		身高：		体重：		颈围 / 腹围：		胸廓动度：	
气管扩张药物： 最后 1 次服用时间：				正在服用会影响心率的心血管疾病药物： □是　□否　药品名：					
本次测试日期：		测试时间：		跑道距离		是否曾经参加 6 分钟步行测试： □是　□否　日期：			
静息血压：				吸氧装置：		吸氧流量：		步行辅助器：	
时间	血氧	心率	Borg 气短指数	Borg 劳累指数		休息时间及原因		停止原因	
测试前									
1 分钟末									
2 分钟末									
3 分钟末									
4 分钟末									
5 分钟末									
6 分钟末									
6 分钟内	最低：			最大：					
步行距离：		恢复到 90% 所需时间：							
询问限制走更远的原因		□气短　□低血氧　□腿疲倦　□心绞痛　□头晕							

续表

6MWT 评价心功能		
6MWT 分级	步行距离	NYHA 分级
1 级	< 300 m	IV
2 级	300 ~ 374.9 m	III
3 级	375 ~ 449.9 m	II
4 级	> 450 m	I

6MWT 评价运动耐力	
6MWT 分级	步行距离
0 级	≥ 350 m
1 级	250 ~ 349 m
2 级	150 ~ 249 m
3 级	≤ 149 m

第三节　运动能力评估

运动是有计划、有组织、可重复的体力活动，是一种旨在促进或维持一种或多种体适能组成的体力活动。

体适能是身体有足够的活力和精神进行日常事务，而不会有过度疲倦，还有足够的精力享受余暇活动和应付突发的紧张事件的能力，分为健康相关和技能相关体适能，健康的体适能是机体维护自身健康的基础。通过评估健康和运动体适能的能力，可以量化我们运动能力和健康水平，评估方法包括：人体测量、2 分钟屈膝抬脚、握力、30 秒哑铃、仰卧卷腹、30 秒坐起试验、坐椅体前屈、平衡性协调试验、非平衡性协调试验、Fugl — Meyer 四肢感觉功能评分量表、Fugl — Meyer 关节活动功能评分量表。

一、人体测量

人体测量见表 3-6。

表 3-6　人体测量表

项目	参考值		备注
	女性	男性	
BMI	18 ~ 24	18 ~ 24	
腰臀比	标准：0.85 ~ 0.9	标准：0.7 ~ 0.8	腰围：肚脐
	异常：> 0.95	异常：> 0.85	臀围：最宽
胸廓扩张度	> 4cm		深呼气后再深吸气和深呼气，测试胸廓扩张的对称性和胸廓扩张度

二、2 分钟屈膝抬脚

2 分钟屈膝抬脚见表 3-7。

表 3-7　2 分钟屈膝抬脚

目的	测试心肺功能与下肢耐力。 适用于 18 ~ 65 岁的成人
试验用物	计数器、计时器
测试方法	1. 计算右脚次数 2. 抬至臀部高度 3. 可扶桌面或墙面

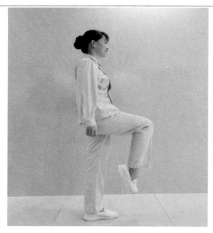

续表

结果评价：						单位：次
男	年龄 / 等级	劣	差	可	良	优
	百分等级	5 ~ 20	25 ~ 40	45 ~ 60	65 ~ 80	85 ~ 100
	60 ~ 64 岁	67 ~ 83	87 ~ 96	98 ~ 106	109 ~ 119	123 ~ 135
	65 ~ 69 岁	67 ~ 82	86 ~ 95	98 ~ 107	110 ~ 120	125 ~ 139
女	年龄 / 等级	劣	差	可	良	优
	百分等级	5 ~ 20	25 ~ 40	45 ~ 60	65 ~ 80	85 ~ 100
	60 ~ 64 岁	52 ~ 57	75 ~ 85	88 ~ 97	100 ~ 111	116 ~ 130
	65 ~ 69 岁	47 ~ 68	73 ~ 84	87 ~ 96	100 ~ 112	117 ~ 133

三、握力

手握力测试见表 3-8，手握力的参考值见表 3-9。

表 3-8 手握力测试

目的	测试前臂肌肉力量，上肢力量
测试方法	握力器使用时需以 4 根手指为一点，拇指和虎口为一点，两点用力地向中间夹，有 LCD 数码显示的握力器，可以调节手柄的位置，适合不同年龄段的人使用。

表 3-9　手握力的参考值

年龄（岁）	手（R右，L左）	男		女	
		均值 %	标准差 %	均值 %	标准差 %
22 ~ 24	R	55	10	32	7
	L	48	10	28	6
25 ~ 29	R	55	10	34	6
	L	50	7	29	5
30 ~ 34	R	56	10	36	9
	L	50	10	31	8
35 ~ 39	R	55	11	30	5
	L	51	10	32	6
40 ~ 44	R	53	10	32	6
	L	51	9	28	6
45 ~ 49	R	50	10	28	7
	L	46	10	25	6
50 ~ 54	R	52	8	30	5
	L	46	8	26	5
55 ~ 59	R	46	12	26	6
	L	38	10	21	5
60 ~ 64	R	41	9	25	5
	L	37	9	21	5
65 ~ 69	R	41	10	23	5
	L	35	9	19	4
70 ~ 74	R	35	10	23	5
	L	30	8	19	5
75+	R	30	10	20	5
	L	25	8	17	4

四、30 秒哑铃

30 秒哑铃见表 3-10。

表 3-10 30 秒哑铃

目的	测试肱二头肌耐力、上肢肌耐力
试验用物	1. 计数器 2. 计时器 3. 哑铃：男 8 磅*女 5 磅
测试方法	30 秒内手持哑铃完成肱二头肌屈举动作的次数
	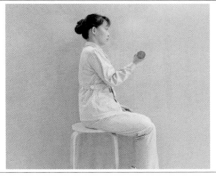
结果分析	合格：男性＞ 18 次　　女性＞ 15 次

五、仰卧卷腹

仰卧卷腹见表 3-11。

表 3-11 仰卧卷腹

目的	用于测试腹部肌肉耐力，适用于 18 ~ 69 岁的成人
试验用物	瑜伽垫 1 张、节拍器（40 节拍 / 分）

---

* 1 磅＝ 0.454 千克。

续表

目的	用于测试腹部肌肉耐力，适用于 18 ~ 69 岁的成人
测试方法	1. 告知受试者即将进行仰卧卷腹测试，描述动作注意事项： 起始姿势：背部挺直仰卧予垫上，膝关节屈曲成 90°，双臂伸直，双手放于大腿上 抬起阶段：收腹，肩部上抬至双手掌接触膝盖 下降阶段：呼气，放松回到原位为 1 个完整动作 受试者跟随节拍，依次进行抬肩（手触碰至大腿中段）、触碰膝盖、放松（手触碰至大腿中段），回到起始位置 2. 准备好后，开始测试，叮嘱受试者跟上节奏 3. 受试者每次回到起始位置为完成 1 次完整动作 4. 记录 1 分钟内完成的次数

六、30 秒坐起试验

30 秒坐起试验见表 3-12。

表 3-12　30 秒坐起试验

目的	用于反映受试者的下肢肌肉耐力，适用于 60 岁以上的人群
试验用物	一把高为 61 cm 的直背式椅子，椅背靠墙放置 计时器

续表

目的	用于反映受试者的下肢肌肉耐力，适用于 60 岁以上的人群
测试方法	1. 告知受试者即将进行靠墙静蹲。描述动作注意事项：受试者背部挺直，双脚与髋同宽，手臂交叉抱于胸前；从坐位到完全站立，再坐下触碰到椅面，为 1 个完整的动作 2. 准备好，开始 30 秒倒计时 3. 嘱患者尽可能多的完成坐起动作 4. 记录 30 秒结束后受试者完成的坐起次数
结果分析	男性＞ 12 次 /30 秒 女性＞ 10 次 /30 秒

七、坐椅体前屈

坐椅体前屈见表 3–13。

表 3-13　坐椅体前屈

目的	用于测试下肢髋、膝关节后侧及躯干后侧肌肉的柔韧性 适用于评估 60 岁以上人群的下肢灵活性
试验用物	高 43 cm 的直背式椅子 1 把 长 20 cm 尺子 1 把
测试方法	1. 测试者用尺子测量手指尖和脚底的距离 2. 记录：如果双手够到并且超过双脚底，计为正数，刚刚接触脚尖，计 0；够不到脚底，则指尖与脚底的距离为负数 4. 换腿，测量，记录
结果分析	男性＞ -4cm　　女性＞ -2cm

八、平衡性协调试验

平衡性协调试验见表 3-14。

表 3-14 平衡性协调试验

目的	评估受试者身体在直立位时的姿势、平衡以及静和动的能力	得分
测试方法	分别测试以下 16 项。 1. 双足站立：正常舒适位 2. 双足站立：两足并拢站立 3. 双足站立：一足在另一足前方 4. 单足站立 5. 站立位，上肢交替地放在身旁、头上方或腰部 6. 在保护下，出其不意地让受试者失去平衡 7. 弯腰，返回直立位 8. 身体侧弯 9. 直线走，一足跟在另一足尖之前 10. 侧方走和倒退走 11. 正步走 12. 变换速度走 13. 突然停止后再走 14. 环形走和变换方向走 15. 足跟或足尖着地走 16. 站立位睁眼和闭眼	
结果分析	评分标准： 4 分：能完成活动 3 分：能完成活动，需要较少帮助 2 分：能完成活动，需要较大帮助 1 分：不能完成活动	

使用方法：每一项测试根据患者完成程度计分，分数越高，说明患者平衡协调性能力越好

九、非平衡性协调试验

非平衡性协调试验见表 3-15。

表 3-15　非平衡性协调试验

	项目	评分标准	得分	详情	说明
1	指鼻试验	5 分 正常 4 分 轻度障碍，能完成，但速度和熟练程度比正常稍差 3 分 中度障碍，能完成，但协调缺陷明显，动作慢，不稳定 2 分 重度障碍，只能开始动作而不能完成 1 分 不能开始动作		左	站立位，肩外展 90° 伸直位用食指指尖指鼻尖
				右	
2	指—指				双肩外展 90° 肘伸直，双手靠近，用食指触食指头
3	指—他人指试验			左	站立位，患者与检查者面对面，评测者将食指举在受试者面前，受试者用食指触及评测者示指头；评测者改变示指距离、方向，受试者再用示指触及
				右	
4	指鼻和指—他人指试验	各试验分别评分并记录。如有异常，提示协调功能障碍		左	受试者用示指交替地触及自己鼻尖和评测者食指头，后者可改变方向和距离
				右	
5	对指试验			左	让受试者用拇指头依次触及其他手指头，并逐步增加对指速度
				右	
6	握拳试验	5 分 正常 4 分 轻度障碍，能完成，但速度和熟练程度比正常稍差 3 分 中度障碍，能完成，但协调缺陷明显，动作慢，不稳定 2 分 重度障碍，只能开始动作而不能完成 1 分 不能开始动作		左	站立位或坐位，受试者交替地用力握拳和充分伸张各指，并逐渐加快
				右	
7	拍地试验				受试者坐位，足触地，用脚尖拍地。膝不能抬起，足跟不离地
8	跟—膝—胫试验				受试者仰卧，让其用一侧的足跟在另一侧下肢的膝及胫骨前方上下滑动
9	轮替试验	各试验分别评分并记录。如有异常，提示协调功能障碍			受试者屈肘 90°，双手张开，一手向上，一手向下，交替变换，并逐渐加快

十、Fugl — Meyer 四肢感觉功能评分量表

Fugl — Meyer 四肢感觉功能评分量见表 3-16。

表 3-16 Fugl — Meyer 四肢感觉功能评分量表

检查部位	关节活动度检查	计分标准	评分
轻触觉	（1）上臂	0分：麻木，无感觉 1分：感觉过敏或感觉减退 2分：正常	
	（2）手掌		
	（3）股部		
	（4）足底		
本体感觉	（1）肩部	0分：没感觉 1分：4次回答中有3次是正确的，但与健侧比仍有相当的差别 2分：所有回答正确，两侧无差别	
	（2）肘		
	（3）腕		
	（4）拇指		
	（5）膝关节		
	（6）踝关节		
	（7）趾关节		

十一、Fugl — Meyer 关节活动功能评分量表

Fugl — Meyer 关节活动功能评分量见表 3-17。

表 3-17 Fugl — Meyer 关节活动功能评分量表

检查部位	关节活动度及疼痛检查	运动评分	疼痛评分
肩关节	屈曲		
	外展 90°		
	外旋		
	内旋		
肘关节	屈曲		
	伸展		
腕关节	屈曲		
	伸展		

续表

检查部位	关节活动度及疼痛检查	运动评分	疼痛评分
指关节	屈曲		
	伸展		
前臂	旋前		
	旋后		
髋关节	屈曲		
	外展		
	内旋		
	外旋		
膝关节	屈曲		
	伸展		
踝关节	背屈		
	跖屈		
足	外翻		
	内翻		

计分标准：

运动评分：0分：只有几度活动度

1分：被动关节活动受限

2分：正常被动关节活动度

疼痛评分：0分：在关节活动范围内或整个活动过程中疼痛

1分：有些疼痛

2分：无痛

第四节 四肢肌力评定

肌力是指肌肉收缩的力量。肌力测定是测定人体主动运动时相关肌肉或肌群的收缩力，是康复医学中常用的评定技术，适用于评定肌肉、骨骼、神经系统以及周围神经病变。

一、徒手肌力评定

徒手肌力评定见表 3-18。

0 级：没有可见收缩感。

1 级：感觉到或可见收缩，但没有肢体运动。

2 级：在非重力情况下可以移动。

3 级：运动可对抗重力。

4 级：运动可对抗重力并能够对抗测试员的中等阻力。

5 级：运动可对抗大阻力

MRC 总评分

表 3-18　徒手肌力评定表

	右侧：得分（0 ~ 5）	左侧：得分（0 ~ 5）
肩外展		
屈肘		
伸腕		
屈髋		
伸膝		
踝背屈		
MRC 总评分	0 ~ 30	0 ~ 30

（一）注意事项

（1）测试前，必要时进行气管内吸痰。

（2）测试前操作者需要进行示范性的被动活动，然后让患者独立完成重复运动。左右两侧肢体 6 个被测动作需全做。

（3）任何腕带、固定体位的约束性保护都需移除，降低床挡。

（4）每个动作需从右侧至左侧肢体进行测试。

（5）患者头部用枕头支撑，以便患者可以看到需要进行测试的肢体。

（6）整个测试过程中，不断鼓励患者勇敢地完成。

（二）体位准备

45°仰卧位或 10°仰卧位。

（三）测试方法

徒手肌力评定测试方法见表 3-19。

表 3-19　徒手肌力评定测试方法

1. 肩外展

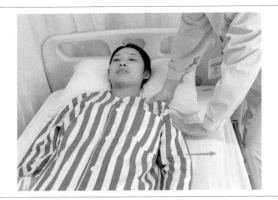

患者仰卧位，试图肩外展运动时评定人员触诊三角肌中部（肱骨上 1/3 外侧面）、肩胛冈上窝处的冈上肌，有收缩者为 1 级，无收缩者为 0 级

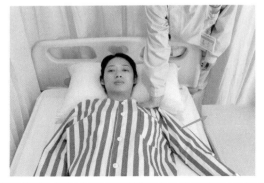

患者仰卧位，解除肢体重力的影响，评定人员固定其肩胛骨，被检上肢能沿光滑的台面滑动完成 90° 外展者为 2 级

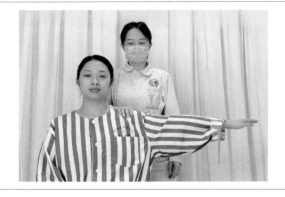

患者坐位，上肢自然下垂，评定人员一手固定其肩胛骨，无外加阻力，能克服肢体重力的影响完成肩关节外展 90° 者为 3 级

续表

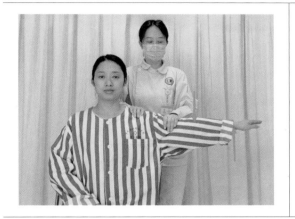

患者坐位，上肢自然下垂，评定人员一手固定其肩胛骨，另一手于肘关节处施加阻力，嘱其完成肩关节外展动作，能充分对抗阻力完成肩关节外展90°者为5级，能对抗一定阻力完成以上动作为4级

2. 屈肘

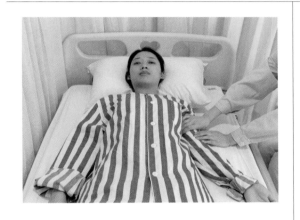

患者仰卧位，试图肘关节屈曲运动时，于肘关节上方触诊肱二头肌腱，有收缩者为1级，无收缩者为0级

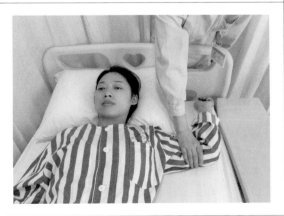

患者仰卧位，肩关节外展90°并外旋，评定人员固定其上臂，嘱其前臂在评定台面上滑动，能完成肘关节屈曲全关节活动范围运动者为2级

续表

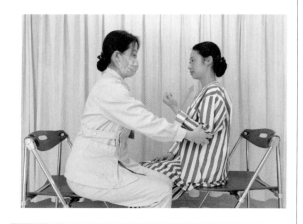

患者坐位，上肢自然下垂于体侧，前臂旋后，评定人员一手固定其上臂，无外加阻力，能克服肢体重力的影响，完成肘关节屈曲全关节活动范围运动者为 3 级

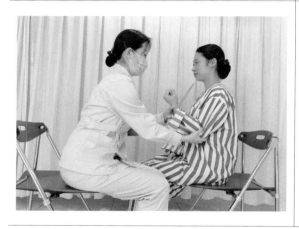

患者坐位，上肢自然下垂于体侧，前臂旋后，评定人员一手固定其上臂，另一手于腕关节近端施加阻力，能充分对抗阻力完成肘关节屈曲全关节活动范围者为 5 级，能对抗一定阻力完成以上动作者为 4 级

3. 伸腕

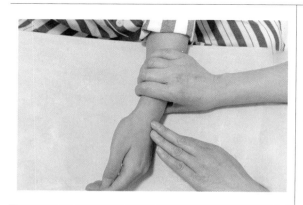

患者坐位、仰卧位均可，前臂中立位，患者试图做腕关节背伸动作时，评定人员手背侧腕横纹处触诊，有收缩者为 1 级，无收缩者为 0 级

续表

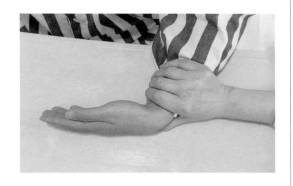

患者坐位、仰卧位均可，前臂中立位，手尺侧缘在台面上滑动做腕关节背伸，能完成全关节活动范围者为 2 级

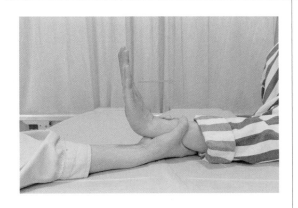

患者坐位、仰卧位均可，前臂旋前，手指肌肉放松，评定人员固定其前臂，无外加阻力，能对抗肢体重力的影响，完成腕关节背伸的全关节活动范围者为 3 级

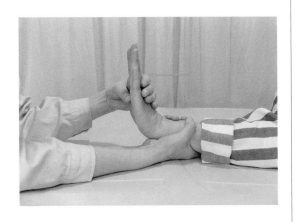

患者坐位、仰卧位均可，前臂旋前，手指肌肉放松，评定人员固定其前臂，阻力施加于手背侧，嘱腕关节背伸，能对抗充分阻力完成全关节活动范围者为 5 级，能对抗一定阻力完成以上运动者为 4 级

续表

4. 屈髋

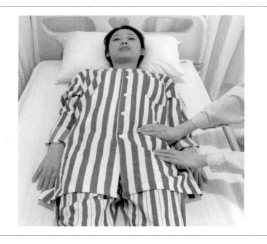

患者仰卧位，嘱患者用力屈曲髋关节，同时触诊腹股沟下方的腰大肌，有收缩者为1级，无收缩者为0级

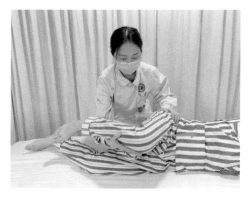

患者侧卧于光滑的评定台上，被检下肢在上方，评定人员拖住上方肢体，嘱上方下肢完成屈髋运动，在解除重力影响下完成髋关节全活动范围内的屈曲运动者为2级

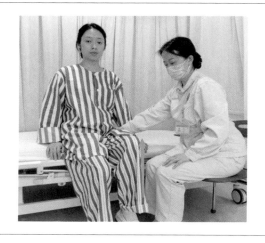

患者坐位，双侧小腿自然下垂，两手把持评定台边缘以固定躯干，评定人员一手固定患者骨盆，无外加阻力，患者能对抗肢体重力的影响，完成髋关节全范围屈曲运动者为3级

续表

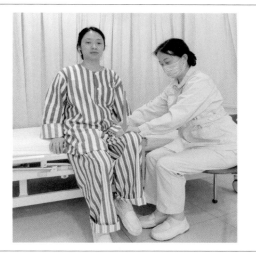

患者坐位，双侧小腿自然下垂，两手把持评定台边缘以固定躯干，评定人员一手固定患者骨盆，一手于膝关节上方施加阻力，令患者最大限度地屈曲髋关节，能充分对抗阻力完成屈曲髋关节全关节活动范围者为5级，能对抗一定阻力完成全关节全范围运动者为4级

5. 伸膝

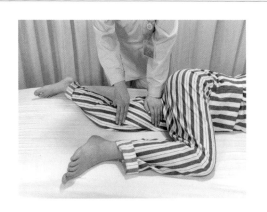

患者侧卧位，被检下肢在下方，另一侧下肢呈跨步姿势，评定人员一手固定大腿，一手在髌韧带上方触诊股四头肌肌腱，有收缩者为1级，无收缩者为0级

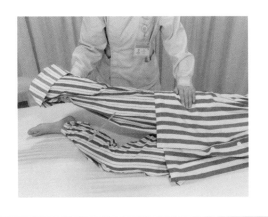

患者侧卧位，被检下肢在下方，评定人员托起上方下肢，嘱受检下肢完成伸膝动作，在解除肢体重力影响下可完成全关节范围的伸膝动作者为2级

续表

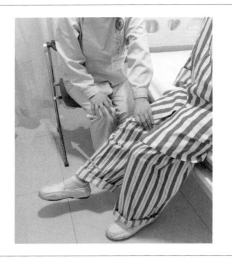

患者坐位，双侧小腿自然下垂，两手把持评定台边缘以固定躯干，评定人员一手固定膝关节上方，无外加阻力，患者能对抗肢体重力的影响，完成膝关节全范围伸展运动者为3级

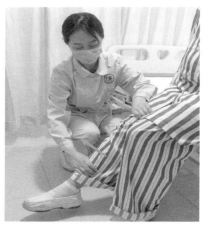

患者坐位，双侧小腿自然下垂，两手把持评定台边缘以固定躯干，评定人员一手固定膝关节上方，一手于踝关节近端施加阻力，令患者最大限度地伸膝，能充分对抗阻力完成膝关节伸展全关节活动范围者为5级，能对抗一定阻力完成全关节全范围运动者为4级

6. 踝背屈

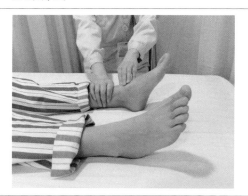

患者仰卧位，双脚自然放松，评定人员一手固定其小腿，患者试图完成踝关节背屈动作时，触诊踝关节背侧胫骨前肌肌腱处，有收缩者为1级，无收缩者为0级

续表

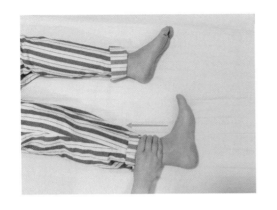

患者侧卧位，双脚自然放松，评定人员一手固定其小腿，在解除重力影响下完成踝关节全活动范围内的屈曲运动者为 2 级

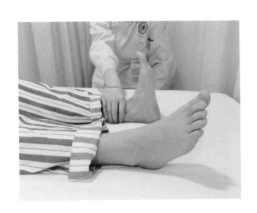

患者仰卧位，双脚自然放松，评定人员一手固定其小腿，无外加阻力，患者能对抗肢体重力的影响，完成全关节活动范围运动者为 3 级

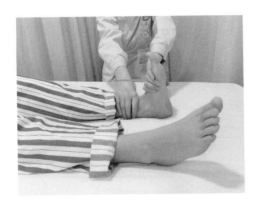

患者仰卧位，双脚自然放松，评定人员一手固定其小腿，另一手在足背侧施加阻力，嘱其完成踝关节背屈运动，能充分对抗阻力完成全关节活动范围运动者为 5 级，能对抗一定阻力完成以上运动者为 4 级

第五节　吞咽功能评估

吞咽障碍（dysphagia，deglutition disorders，swallowing disorders）是指由于下颌、双唇、舌、软腭、咽喉、食管等器官结构和（或）功能受损，不能安全有效地把食物输送到胃内。吞咽障碍可导致脱水、营养不良、吸入性肺炎（可反复发生），甚至窒息而死亡。

对吞咽功能的筛查与评估，不只是筛查有无吞咽障碍，更重要的是评估吞咽安全性和有效性方面存在的风险及其程度。常见筛查方法有：EAT-10 吞咽筛查量表、反复唾液吞咽试验、洼田饮水试验、Gugging 吞咽功能评估量表（Gugging Swallowing Screen，GUSS）。

一、EAT-10 吞咽筛查量表

EAT-10 吞咽筛查量见表 3-20。

表 3-20　EAT-10 吞咽筛查量表

目的：EAT-10 主要在判断有无吞咽困难时提供帮助，在您与医生就有无症状的治疗进行沟通时非常重要。

A. 说明：将每一题的数字选择写在后面的方框，回答您所经历的下列问题处于什么程度？

0 没有　1 轻度　2 中度　3 重度　4 严重

1. 我的吞咽问题已经使我体重减轻	□ 0　□ 1　□ 2　□ 3　□ 4
2. 我的吞咽问题已经影响到我在外就餐	□ 0　□ 1　□ 2　□ 3　□ 4
3. 吞咽液体费力	□ 0　□ 1　□ 2　□ 3　□ 4
4. 吞咽固体费力	□ 0　□ 1　□ 2　□ 3　□ 4
5. 吞咽药片（丸）费力	□ 0　□ 1　□ 2　□ 3　□ 4
6. 吞咽有疼痛	□ 0　□ 1　□ 2　□ 3　□ 4
7. 我的吞咽问题影响到我享用食物的快感	□ 0　□ 1　□ 2　□ 3　□ 4
8. 我吞咽时有食物卡在喉咙里	□ 0　□ 1　□ 2　□ 3　□ 4
9. 我吃东西有时会咳嗽	□ 0　□ 1　□ 2　□ 3　□ 4
10. 我吞咽时感到紧张	□ 0　□ 1　□ 2　□ 3　□ 4

续表

B. 得分:

将各题的分数相加。将结果写在下面的空格里。

总分（最高 40 分）＿＿＿＿

C. 结果与建议:

如果 EAT-10 的每项评分超过 3 分，您可能在吞咽效率和安全方面存在问题，建议您带着 EAT-10 的评分结果就诊，作进一步的吞咽检查和或治疗。

二、反复唾液吞咽试验

反复唾液吞咽试验见表 3-21。

表 3-21　反复唾液吞咽试验

目的：筛查吞咽障碍的高危人群			
体位	患者取坐位或半坐卧位		
方法	检查者把手指放在患者下颌下方，嘱患者尽量快速反复吞咽。观察 30 秒内患者反复吞咽的次数和喉上抬的幅度		
检查时手指位置	食指—下颌骨下方 中指—舌骨 环指—甲状软骨 / 喉结 小指—环状软骨 		
结果	吞咽次数（在 30 秒内成年人）	正常 ＞ 3 次	异常 ＜ 3 次
	喉上抬幅度（在 30 秒内成年人）	正常 2cm	异常 ＜ 2cm

三、洼田饮水试验

洼田饮水试验见表 3-22。

表 3-22　洼田饮水试验

方法：先让患者单次喝下 2 ～ 3 匙水，如无问题，再让患者像平常一样喝下 30 ml 水
观察：喝水时患者表现、饮水后声音变化、患者反应、听诊情况
记录：饮水时间、有无呛咳、饮水状况等
分级评价与诊断标准：（初次打√，末次打 O）

分级		描述	存在问题	吞咽功能说明	建议
1 级（优）	1a	5 秒内 1 次喝完无呛咳		正常	监测
	1b	5 秒以上 1 次喝完无呛咳		可疑吞咽障碍	进行分级评估
2 级（良）		分 2 次以上，能不呛咳地咽下			
3 级（中）		能 1 次咽下，但有呛咳			
4 级（可）		分 2 次以上咽下，但有呛咳		吞咽障碍	
5 级（差）		频繁呛咳，不能全部咽下			

注：洼田饮水试验正确率 50%，血氧饱和度检测正确率 69%，两者联合测试正确率为 95%，故建议两者联合测试。饮水时若氧饱和下降超过 2%，大多数提示为误吸。

四、Gugging 吞咽功能评估量表

Gugging 吞咽功能评估量见表 3-23。

表 3-23　Gugging 吞咽功能评估量表

初步检查 / 间接吞咽测试（患者取坐位，至少 60 度）		
	是	否
警惕：患者是否有能力保持 15 分钟注意力	1 □	0 □
主动咳嗽 / 清嗓子（病人应该咳嗽或清嗓子两次）	1 □	0 □
吞咽口水： ·成功咽 ·流口水 ·声音改变 （嘶哑，过水声，含糊，微弱）	1 □ 1 □ 1 □	0 □ 0 □ 0 □

续表

总分	5分
结果	1 ~ 4分：进一步检查 5分：进入第二步

直接吞咽测试（材料：水，茶匙，食物添加剂，面包）

接下面的顺序	1 →	2 →	3 →
	糊状食物 ★	液体食物 ★ ★	固体食物 ★ ★ ★
吞咽： ·不能 ·延迟（＞2秒，固体＞10秒） ·成功吞咽	0 □ 1 □ 2 □	0 □ 1 □ 2 □	0 □ 1 □ 2 □
咳嗽（不由自主）：（在吞咽时，吞咽后3分钟后） ·是 ·否	0 □ 1 □	0 □ 1 □	0 □ 1 □
流口水 ·是 ·否	0 □ 1 □	0 □ 1 □	0 □ 1 □
声音改变：（听病人吞咽之前和之后的声音，他应该说"O"） ·是 ·否	0 □ 1 □	0 □ 1 □	0 □ 1 □
总计：	5分	5分	5分
	1 ~ 4分：进一步检查 5分：继续用液体	1 ~ 4分：进一步检查 5分：继续用固体	1 ~ 4分：进一步检查 5分：正常

总合计（直接和间接吞咽测试）： ___（20分）

使用方法：

★	首先给予患者1/3 ~ 1/2勺半固体（类似布丁的食物） 如果给予3 ~ 5勺（1/2勺）没有任何症状，则进行下面的评估
★ ★	3 ml，5 ml，10 ml，20 ml水——如果没有症状继续给50 ml水。50 ml水应以患者最快速度进食（Daniels等2000年，Gottlieb等1996年评估和调查时得出的一个标准）

续表

★★★	临床：一小片干面包，重复 5 次。10 秒钟时间限制包括口腔准备期 内镜：蘸有色液体的干面包

结果分析：

	成绩	严重后果	建议
20 分	成功吞咽糊状、液体和固体食物	轻微的或没有吞咽困难，吸入性肺炎的可能最小	·正常饮食 ·定时给予液态食物（第一次在语言治疗师或有经验的神经科护士的监督下进食）
15～19 分	成功吞咽糊状和液态食物，但不能成功吞咽固态食物	轻微吞咽困难，有很小的吸入性肺炎的风险	·吞咽障碍饮食（浓而软的食物） ·比较慢的摄入液态食物——一次一口 ·使用透视（VFES）或内镜（FEES）做吞咽检查 ·听语言治疗师的指导
10～14 分	吞咽糊状食物成功，但不能吞咽液态和固态食物	有些吞咽困难，有吸入性肺炎的可能	吞咽困难的饮食顺序： ·固态的如同婴儿的食物，额外的静脉营养 ·所有的液态食物必须浓 ·药丸必须研碎混入浆液 ·禁用液态药物 ·进一步吞咽功能评估（透视，内镜） ·语言治疗师的指导 .补充包括可以经鼻胃管或静脉营养
0～9 分	初步调查不成功或不能吞咽糊状食物	严重吞咽困难，有较高吸入性肺炎的风险	·NPO（禁止经口进食） ·进一步吞咽功能评估（透视，内镜） ·语言治疗师的指导 .补充包括可以经鼻胃管或静脉营养

（杨桂芳、蒋丽、冯晨）

参考文献

[1] Claudio F. Donner, Nicolino Ambrosino,Roger S. Goldstein. 呼吸康复学 [M]. 席家宁，姜宏，译. 北京：中国科学技术出版社，2021.

[2] 刘国梁，何权瀛. 呼吸困难诊断、评估与处理的专家共识 [J]. 中华内科杂志，2014,53(04):337-341.

[3] (意) 恩里科·克利尼. 呼吸康复教程 [M]. 王辰，译. 北京：人民卫生出版社，2019.

[4] 田建霞，陈晓香，王继苹. 改良英国医学研究委员会呼吸困难量表评分、慢性阻塞性肺疾病评估测试评分与慢性阻塞性肺疾病患者肺功能的相关性及其对肺动脉高压的预测价值 [J]. 实用心脑肺血管病杂志，2018,26(12):44-48.

[5] 陈秀利，孙培莉，尤玲燕，等.CAT 量表与稳定期 COPD 患者健康状态的关系 [J]. 南京医科大学学报 (自然科学版),2013,33(04):511-514.

[6] 姜格宁，张雷，朱余明，等. 肺切除手术患者术前肺功能评估肺科共识 [J]. 中国胸心血管外科临床杂志，2020,27(01):1-9.

[7] 中华医学会心血管病学分会，中国康复医学会心肺预防与康复专业委员会，中华心血管病杂志编辑委员会. 六分钟步行试验临床规范应用中国专家共识 [J]. 中华心血管病杂志，2022, 50(5): 432-442.

[8] 倪克锋，罗方，潘苏琴，等. 中文版运动功能状态量表用于评定脑卒中上肢运动功能的信度研究 [J]. 中国康复医学杂志，2017,32(08):933-937.

[9] (荷) 瑞克·考斯林克. 慢性呼吸系统疾病物理治疗工作手册 [M]. 魏为利，喻鹏铭，董碧蓉，译. 北京：北京科学技术出版社，2020.

[10] [荷]Rtk Gosselink. 物理治疗和重症康复工作手册 [M]. 喻鹏铭，赵红梅全译. 北京：北京科学技术出版社，2023.

[11] 王诗忠，张泓. 康复评定学 [M]. 北京：人民卫生出版社，2015.

[12] 窦祖林. 吞咽障碍评估与治疗 [M]. 北京：人民卫生出版社，2017.

[13] 中国吞咽障碍康复评估与治疗专家共识组. 中国吞咽障碍评估与治疗专家共识（2017 年版）第一部分评估篇 [J]. 中华物理医学与康复杂志，2017, 39(12):12.

第四章

体位管理

体位管理是患者休息和适应医疗需要所采取的一种姿势。适宜的体位可以改善肺换气和通气/血流比，增加肺容积，促进呼吸道分泌物清除，减轻症状，进行各种检查，预防并发症，减少疲劳。由于重力的影响，人体每个体位的变化都会对氧转运的各个环节产生不同的影响。

体位管理的注意事项：

（1）针对不同患者，制定最佳肺容积和气体交换的体位管理方案。

（2）考虑患者的舒适度（患者不舒服时呼吸也会受影响）。

（3）关注 SpO_2（如果血氧饱和度下降，则优先处理患者的 SpO_2 而不是舒适度）。

（4）使用合适的体位垫，注意患者身体承受压力的部位。

（5）消除剪切力。

（6）确认放置了体位垫后躯干未扭曲，保持舒展姿势，令患者舒适、放松。

第一节 卧位的管理

一、仰卧位

仰卧位，又称平卧位，是指脸朝上背朝下躺着，全身放松，双腿伸直，多为休息及睡眠的一种体位。

（一）操作流程

仰卧位操作流程见表4-1。

表4-1 仰卧位操作流程

第一步	患者头下垫枕，两侧肩胛骨下放软枕，使肩上抬前挺，上臂稍外展，肘、腕均伸直，掌心向上，手指伸直并分开，整个上肢放在软枕上	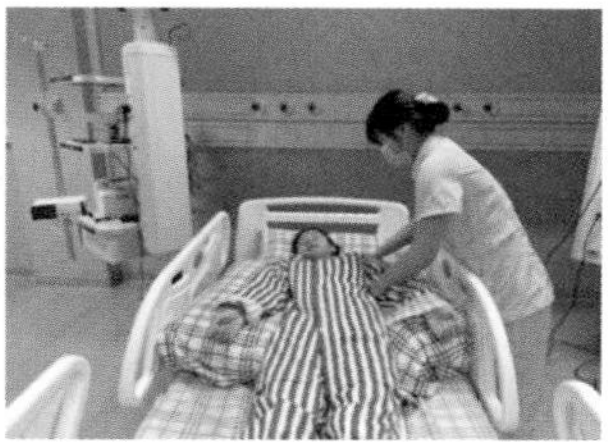
第二步	两侧膝关节下垫软枕	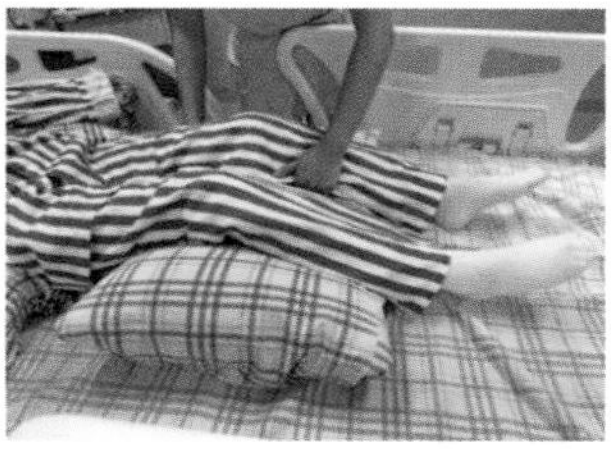
第三步	根据需要可床头抬高30°，步骤同1～2	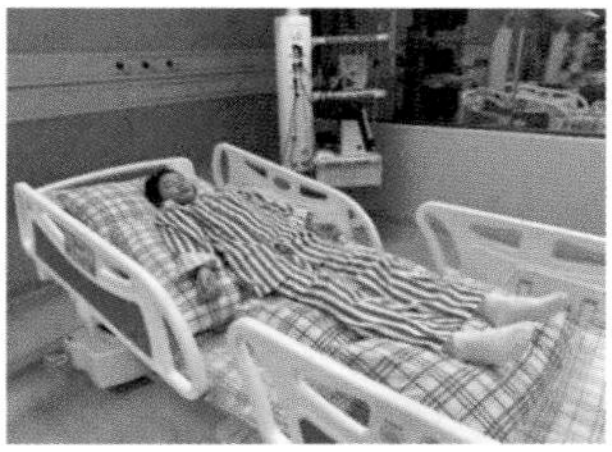
第四步	足底垫软枕	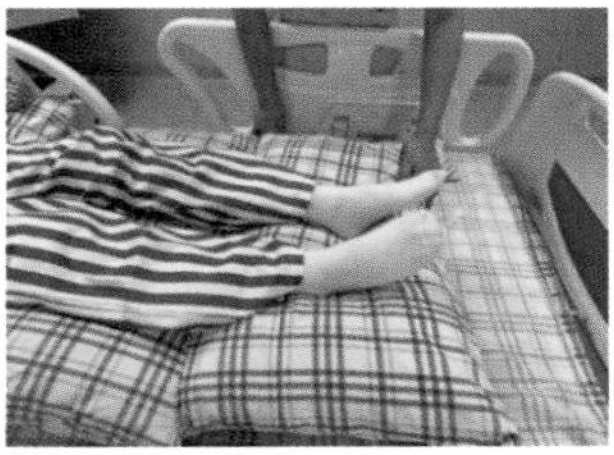

（二）注意事项

（1）头下垫枕，高度以患者舒适为宜，不可过屈、过伸。

（2）注意垫起肩关节，避免仅垫上肢。

（3）手指高度超过心脏位置，有利于预防上肢和手指水肿。

（4）在实施完体位管理，有效放置体位垫后，还需使用材质光滑的翻身抚平护理手套将患者身下的褶皱抚平，进一步消除剪切力和摩擦力，预防压力性损伤。

二、侧卧位

侧卧位，以身体的一侧为支撑躺着，是一种自然的休息姿势，适用于与平卧位交替防止压力性损伤、体位引流、肛门检查、灌肠等。

（一）操作流程

侧卧位操作流程见表 4-2。

表 4-2　侧卧位操作流程

第一步	侧卧位的基本体位是让患者的脊柱成一条直线。头垫软枕，高度适当，略向前	
第二步	右侧卧位：将左手臂放在胸前	
	两膝弯曲	

续表

第二步	一手扶左肩，一手扶左髋	
	将身体翻向右侧。（同法左侧卧位）	
第三步	在两腿之间垫软枕	
第四步	在两臂之间垫软枕，将手臂自然伸直	

续表

第五步	背部垫软枕	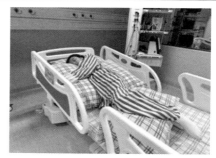
	根据需要可床头抬高 30°，步骤同上	

（二）注意事项

（1）应确保患者面部，胸部及骨盆的朝向一致，避免身体出现扭曲。

（2）注意避免患者上半身扭曲，同时确保接触床垫的大腿部位得到有效支撑，有效分散压力。

（3）让患者在维持这个体位的过程中尽可能不使其肌肉收缩。

三、俯卧位

1974 年，Bryan 首次提出俯卧位通气（prone position ventilation,PPV）的概念。PPV 通过改变患者体位使塌陷的肺泡复张，改善肺重力依赖区的通气 / 血流比例，减少无效腔而增加功能残气量，改善膈肌运动方式和位置，利于分泌物的引流，进而改善氧合和廓清气道，减少呼吸机相关肺损伤的发生，减少患者因氧合障碍导致的继发多器官功能障碍和病死率。

绝对禁忌证：存在气道梗阻甚至窒息的风险；心源性肺水肿导致的呼吸衰竭；身体腹侧体表存在损伤或伤口而影响俯卧位实施；有颈椎、脊柱不稳定性骨折，需要固定；有青光眼或其他眼压急剧升高；存在颅脑损伤等导致的颅内高压；存在明显的肺栓塞高危风险；急性出血性疾病。

相对禁忌证：伴有颜面部创伤、烧伤或骨盆骨折、多发伤伴不稳定性骨折；有癫痫经常发作等神经系统问题；存在过度肥胖（体重指数＞40kg/m²）；中晚期妊娠妇女；相关部位存在严重压力性损伤；Ⅱ型呼吸衰竭，除外慢性稳定的代偿期（pH 值＞7.36）患者；有近期腹部创伤或外科术后或中度腹腔内高压；新发的下肢深静脉血栓。

经典俯卧位适用于有中、重度 ARDS 接受有创机械通气和（或）体外膜氧合器（extracorporeal membrane oxygenator, ECMO）治疗的重症或危重症 COVID-19 患者，一般在 ICU 内实施。

（一）俯卧位治疗团队

俯卧位治疗团队由医师、呼吸治疗师、护士等组成，职责分明，高效合作，以确保安全，具体站位见图 4-1。

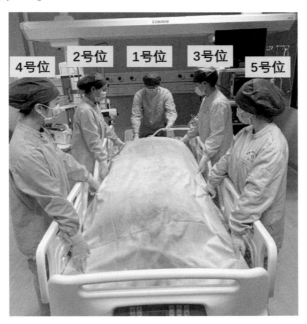

图 4-1 俯卧位摆放团队成员站位

1 号位：医师或呼吸治疗师，站于患者头端，负责指挥协调、气管插管或套管固定、呼吸机管路的保护、头部的固定与安置。

2 号位：护士，站于患者颈肩右侧，负责中心静脉导管、胸部各引流管、体外膜肺氧合管路等，观察监护仪和呼吸机参数的变化。

3 号位：护士，站于患者颈肩左侧，负责监护仪导联线、中心静脉导管、胸部各引流管、体外膜肺氧合管路等。

4 号位：护士，站于患者右臀部及大腿根部侧，负责股静脉/动脉管、导尿管、腹部引流管等。

5 号位：护士，站于患者左臀部及大腿根部侧，负责股静脉/动脉管、导尿管、腹部引流管等。

机动位：灌注师/护士，若患者接受体外膜肺治疗，建议增加专人负责观察体外膜肺管路是否在位、通畅，并监测血泵运转情况。

（二）操作前准备

1.患者评估

（1）血流动力学，生命体征相对平稳，可耐受体位变化。

（2）镇静状态，机械通气患者俯卧位治疗时，建议给予深镇静，RASS（躁动—镇静）评分 –5 ～ –4 分。

（3）人工气道，确认气管插管或套管位置，清理气道及口鼻腔分泌物；检查气囊压力，确保在安全范围 25 ～ 30 cmH$_2$O，同时清理气囊上分泌物，减少误吸。

（4）胃肠道，实施俯卧位前 1 小时应暂停鼻饲，并评估胃残留量，避免反流误吸。

（5）其他，检查各管道是否在位通畅且固定妥善，并确认可否暂时夹闭；检查局部敷料是否需要更换；检查并记录易受压部位皮肤状况。

2.物品准备

翻身单（可承担患者重量且大小合适的床单）、方形与椭圆形泡沫敷料数张、头枕（软枕或马蹄形枕头）、2 ～ 3 个圆柱形枕头、硅胶软枕数个。

3.患者准备

确定翻转方向，根据仪器设备连接及患者体位翻转的方便性，决定患者是由左向右还是由右向左进行翻转。夹闭非紧急管路（如尿管、胃管等），妥善固定各导管，防止滑脱，整理各管路方向与身体纵轴方向一致，并留足够长度便于翻转。将电极片移至肩臂部，整理监护仪各连接导线，并留足够长度便于翻转。

（三）操作流程

俯卧位操作流程见表 4-3。可采用徒手翻身法、信封法、更换床单法。考虑到安全性与方便性，目前多推荐信封法。

1.翻转流程

位于患者头端的医生或呼吸治疗师负责监管气管插管、呼吸管路和头颈部，协调团队行动。

表4-3 俯卧位操作流程

第一步	将患者侧翻，并在下方铺清洁床单	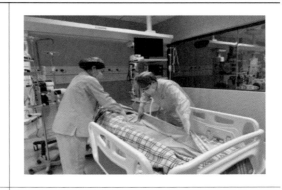
第二步	患者仰卧于床单上，将护理垫分别置于其胸前、会阴部，吸水面朝向患者皮肤	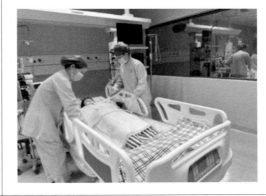
	将三个枕头分别置于患者胸部、骨盆、膝盖下方，另备两个枕头置于头端可触及的地方。对于男性患者应注意避开生殖器部位	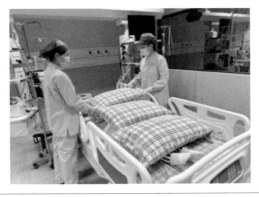

续表

	将翻身单覆盖于枕头上（颈部以下），患者双手置于两侧紧贴身体	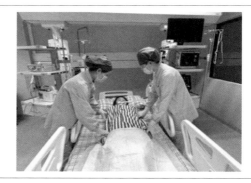
第三步	由位于头端的 1 号位固定患者的人工气道及呼吸机管路，其余人将患者身上、身下两层翻身单边缘对齐，将其同时向上卷翻身单至最紧，并固定其他导管	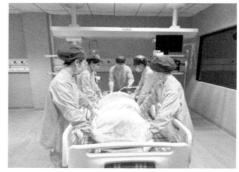
第四步	由 1 号位发出指令，与其余人同时将患者平移至床一侧，确认患者及管路安全后	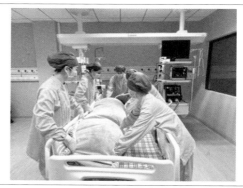
	听 1 号位指令同时将患者翻转为 90° 侧卧位	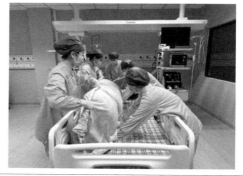

续表

第 五 步	所有人同时将患者（由左向右或右向左）行 180° 翻转至俯卧位	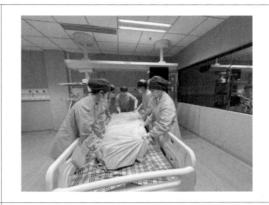
第 六 步	将患者头稍偏一侧，头下放置护理垫和减压垫，留出足够空间确保人工气道通畅，便于吸痰操作。气管切开患者需确保颈部悬空	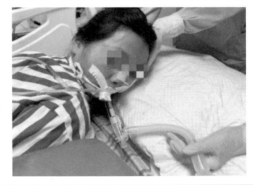
	确认患者胸腹部未受压，将肢体置于功能位。整理各导管在位、通畅、固定稳妥。确认易受压处均已放置减压敷料或硅胶软枕	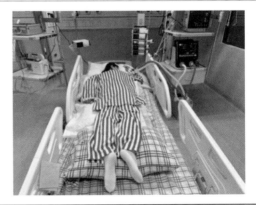

2. 终止俯卧位

终止俯卧位前须再次确认气管插管或套管位置，清理气道及口鼻腔分泌物，并妥善固定好各管路和连接线，具体操作流程见表 4-4。

表 4-4　终止俯卧位操作流程

第一步	听 1 号位指令，同时将患者翻转为 90°侧卧位，撤除身上的敷料及软枕，整理好病床	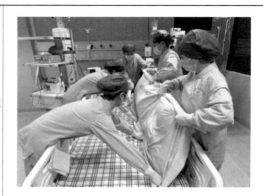
	然后 5 人同时将患者（由左向右或右向左）行 180° 翻转至原有体位	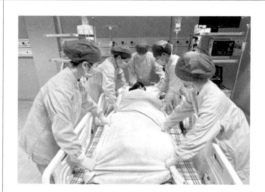
第二步	重新整理并妥善固定各管路，并确认是否在位通畅	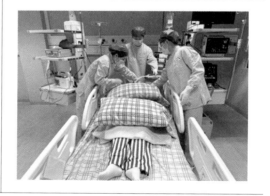

续表

| 第二步 | 清洁患者颜面部，更换气管插管固定胶布，进行口腔护理；再次检查并记录易受压部位皮肤状况 | 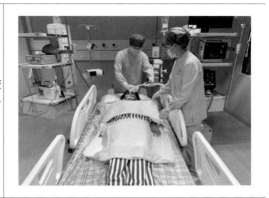 |
| | 评估是否需要调整镇静、镇痛药物剂量，恢复鼻饲 | 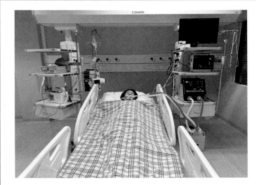 |

（四）注意事项

（1）观察患者的生命体征及血氧饱和度。翻身时将电极片安置于背侧，正确记录患者翻身前后上述数据。密切观察患者的意识及瞳孔大小、对光反射等情况。

（2）镇静镇痛管理，必要时加用保护性约束，加强管路观察，记录管路名称及置管长度，确保通畅，防止出现压迫、扭曲、移位、脱出等情况。

（3）2 ~ 4 小时检测一次血气分析，根据病情变化调整检测频次。

（4）注意患者体位，尽量保持中轴位，应用软枕支撑患者身体的主要受力部位，避免胸腹部过度受压。

（5）应采用头高足低位，尽量保持床头抬高 30°，以促进静脉血回流，降低眼压，减轻面部水肿。受压部位使用保护敷料，密切监测患者的耐受性。做好患者的眼部保护，及时使用眼部保护贴、涂眼药膏等。

（6）俯卧位前需进行彻底的口腔护理，操作前吸净患者的口鼻腔和气道内分泌物。

（7）根据环境温度、患者耐受性、依从性及分泌物的量与黏稠度等进行适当的气道湿化。

（8）受压部位注意防止压力性损伤的发生。对高风险患者，可增加间断俯卧位频次。对受压部位使用聚氨酯泡沫敷料支撑。至少每 2 小时调整 1 次头部位置，使用各种俯卧位床垫、头枕降低压力性损伤的发生。加强基础护理，注重改善营养状态。

（9）肢体采取自然屈曲的功能体位，避免极度屈曲外旋，减少神经肌肉张力和损伤。肢体位置应每 2 小时调整 1 次，避免神经麻痹或损伤。

（10）优先推荐采用幽门后喂养，实施前 1 小时暂停鼻饲，评估胃残余量。鼻饲时须密切观察患者是否出现呕吐、反流等情况，可考虑使用促进胃肠动力药、适度抬高床头等措施。

四、清醒俯卧位

在未吸氧时，患者出现指脉氧饱和度（SpO_2）< 94% 和呼吸频率大于 22 次 / 分，可考虑实施俯卧位治疗。对需要通过鼻导管、氧气面罩、非重复呼吸面罩、经鼻高流量氧疗或无创正压机械通气进行氧疗的患者，可根据其耐受性、安全性和舒适度实施俯卧位治疗。每次持续时间应根据患者氧合改善和耐受情况确定，一般维持俯卧位 2 ~ 4 小时后变换为仰卧位 1 ~ 2 小时，再改为俯卧位，每天可重复 3 ~ 6 次，建议每天总治疗时间尽可能大于 12 小时。

（一）操作流程

清醒俯卧位操作流程见表 4-5。准备：与患者和家属沟通并取得同意。准备软垫（可用毛毯折叠而成）、床单、毛巾和枕头若干、紧急呼叫器、氧饱和度监测仪、氧疗装置、吸引器和抢救车等。床周围应保持 1 m 左右间距，最好使用床头床尾可调节升降的多功能病床。

表 4-5　清醒俯卧位操作流程

大侧卧位	协助患者头偏向右（左）侧，头部、胸腹部、下肢一侧各放软枕	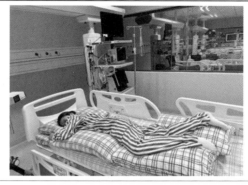
	对侧下肢放置软枕，保持肢体功能位	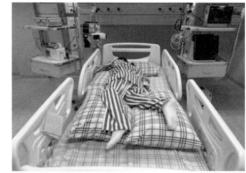
跪姿俯卧位	指导患者双膝跪于床面。大腿与床面保持垂直，双腿与肩同宽。上身前俯，双前臂重叠，头偏向一侧。若患者上肢不适，可将双前臂重叠放置于软枕之上，注意防坠床	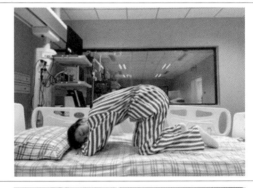
坐姿俯卧位	指导患者端坐于床旁，将软枕放置大腿上方。上身前俯，双前臂重叠，头偏向一侧，置于双前臂上方。前臂可垫软枕减轻不适	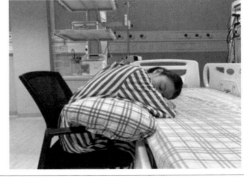

续表

完全俯卧位	协助指导患者翻至俯卧位。软枕垫于头部，头偏向一侧	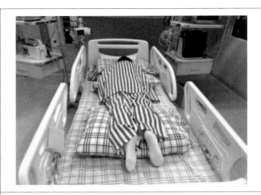
	留出氧气面罩的位置，调整氧气管在可见范围内	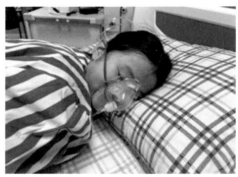
	1. 上臂和肩部保持水平位置；身体放松，手肘或肩部不要用力，避免平板支撑或俯卧撑姿势 2. 软枕垫于前胸部 3. 软枕垫于髋部，避免受压，保证会阴部悬空 4. 软枕垫于膝盖及小腿处，悬空足部，避免受压	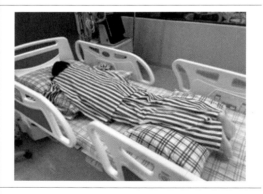
	采用头高足低位，以促进静脉血回流，降低眼压，减轻面部水肿。床头抬高 10° 即可	

（二）注意事项

（1）优化体位：小腿及足部下放置枕头，调整床角度，减轻受力部位的压力，提高患者舒适度，膝盖轻度弯曲，手臂保持舒适角度，肘部应保持 80°。上臂和肩部应保持水平。鼓励患者根据需要调整体位，若有不适及时寻求帮助。

（2）监护：一旦患者转为俯卧位，应立即检查血压、心率、呼吸频率和氧饱和度以及患者舒适度。目标为 $SpO_2 > 90\%$，孕妇目标 $SpO_2 > 92\%$。至少每日检测 1 次动脉血气分析，必要时增加频次。

（3）应关注患者胃肠道功能耐受情况，如口咽分泌物量、胃胀、反流等，避免发生误吸。

（4）对于合并慢性阻塞性肺疾病、支气管扩张症及囊性纤维化等疾病患者，需特别关注痰液引流情况，鼓励患者主动咳痰。

（5）为患者提供触手可及的呼叫设施（紧急蜂鸣器、呼叫铃或手机等）。

（6）在患者能耐受的前提下，尽量保持俯卧位，也可在床上交替侧卧。24 小时内累计俯卧位大于 12 小时。

（7）注意预防眼部并发症，如眼压增加、角膜损伤等。至少每 2 小时调整 1 次头部位置，使用各种俯卧位床垫、头枕可降低压力性损伤的发生。

（8）注意患者体位，尽量保持中轴位，应用软枕支撑身体的主要受力部位，避免胸腹部过度受压。

第二节 坐位的管理

一、床上坐位

（一）操作流程

床上坐位操作流程见表 4-6。

表 4-6 床上坐位操作流程

第一步	在患者背后使用枕头或被子支撑，使上身直立。把上臂放在胸前的移动小桌上，使用枕头或垫子垫起来。可以让患者将头侧趴在垫子上	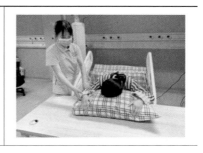

续表

第二步	双腿自然伸直。下肢外侧置软垫，达到两侧足尖对称	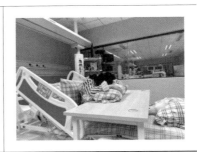

（二）注意事项

（1）避免肘关节过度屈曲。

（2）手指自然伸展，避免过度屈曲。

（3）避免双臂下垂。

二、轮椅坐位

（一）操作流程

轮椅坐位操作流程见表4-7。

表4-7　轮椅坐位操作流程

第一步	患者坐于轮椅上，背后放软枕，且尽可能往后靠。上身挺立，膝、髋关节呈90°	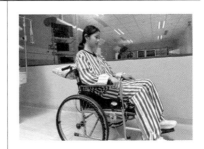
第二步	臀部最大限度地接触椅面，双手可搭于扶手上，双脚置于脚踏板上	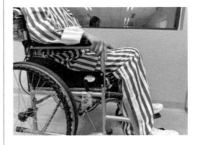

（二）注意事项

（1）轮椅的尺寸要合适，不能过宽过大，容易导致坐姿不稳，没有支撑点，舒适度不佳，存在跌倒风险。

（2）理想的坐姿：脊椎倾斜角度在臀部承重面积内，大腿关节处于 90° 支撑。

（3）确认脸部朝向是否自然。

三、行动过程中需坐位

（一）操作流程

行动过程中需坐位操作流程见表 4-8。

表 4-8 行动过程中需坐位操作流程

第一步	患者坐位，双手放在膝关节上，眼睛看向身体前面 1 米的位置	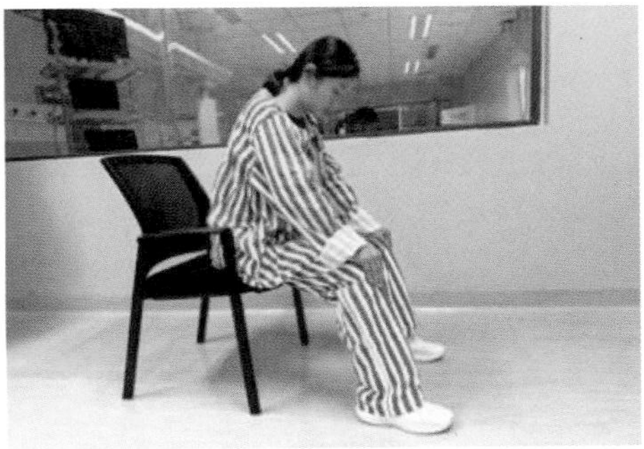
第二步	放松，做缩唇式呼吸	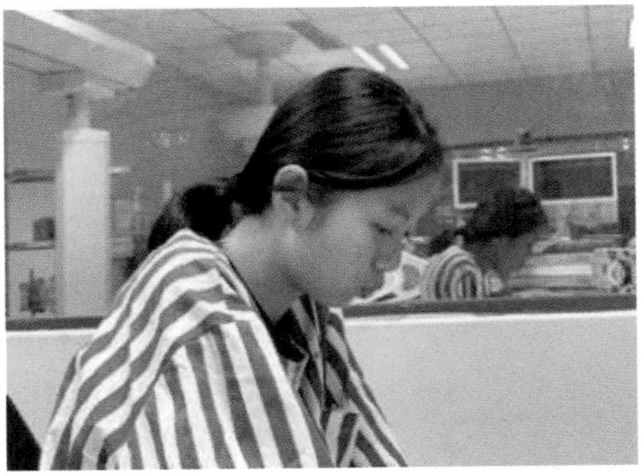

（二）注意事项

（1）建议携带稳固性好的便携式椅子，高度适中。

（2）注意坐椅的安全性。

第三节　进食时的体位管理

对于能够行动的患者，进食时多采用坐位，低头进食时咽部和气管形成角度，不容易误吸。对于绝对卧床的患者，进食时较多采用半坐卧位。

一、操作流程

进食时体位操作流程见表4-9。

表4-9　进食时体位操作流程

第一步	仰卧位 30 ～ 60°（躯干抬高），颈部垫枕约抬高 10°（颈部前屈）	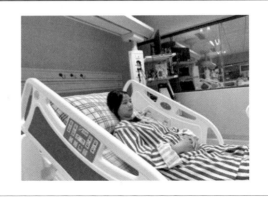
第二步	颈部前屈时咽部和气管形成角度，不容易误吸	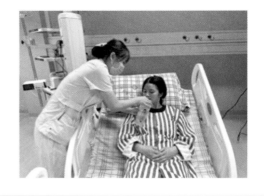

续表

第三步	脚下备有可以蹬踩防滑的垫子。侧卧时用靠垫稳定体位。偏瘫患者侧卧时健侧在下，患侧在上	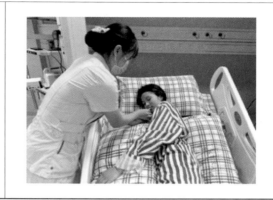

二、注意事项

（1）不允许只采取躯干抬高而没有配合颈部前屈的体位，此时颈部伸展，咽部和气管成直线，容易引起误咽。

（2）平卧位和90°坐位也不利于防止误吸。通常禁止患者采取平卧位，而90°坐位适合吞咽功能相对较好的患者。

（廖蕾、万群芳、郑宋浩）

参考文献

[1] 上海市新型冠状病毒肺炎临床救治专家组.新型冠状病毒肺炎患者俯卧位治疗上海专家建议[J]. 中华传染病杂志, 2022, 40(09): 513-521.

[2] 潘化平, 冯慧, 黄怀, 等.重症康复临床工作手册[M].北京: 电子工业出版社, 2023.

[3] Alexandra Hough.霍夫心肺管理基于循证和问题解决的方法[M].黄怀, 喻鹏铭, 潘化平, 译.北京: 北京大学医学出版社, 2022.

[4] 王辰, 杨汀.慢性呼吸疾病康复临床操作路径[M].北京: 人民卫生出版社, 2020.

转移训练

一、概　述

体位转移是指人体从一种姿势转移到另一种姿势的过程，包括卧、坐、站、行走等。转移训练是指为提高患者体位转移能力而进行的训练，包括床上转移、卧坐转移、坐站转移、轮椅与床（椅）之间的转移等。

调整体位在呼吸康复中非常重要。患者处于特殊训练体位时，可增加呼吸气流流速，促进痰液清除，改善氧合和患者的血流动力学状态。在此过程中，变换体位还可以优化氧转运，模拟直立和活动（例如重力和运动负荷）是最具生理性的调整。研究显示：重症或卧床时间较长的患者，存在体位转移能力的下降，从而引起后续更多功能障碍，因此，对于重症/虚弱患者也需进行转移训练。早期的体位转移训练可以预防患者长期卧床引起的压力性损伤，预防/减缓身体功能减退，预防/改善坠积性肺炎的发生和进展，提高患者肢体协调性，改善通气血流比，促进患者运动功能恢复，增强患者康复信心，提高康复的主动性，从而减少住院并发症，缩短住院时间，提高重症/虚弱患者出院时独立行动和自理的能力。

二、转移训练介入时机

重症/虚弱患者意识状态和运动功能评估是判断患者开展转移训练时机的前提，量表的测定要考虑重症/虚弱患者的意识、使用药物、诊疗措施等多种因素的影响。

（1）患者的意识状态和配合程度，常用 Richmond 躁动镇静评分、RASS 评分、标准化 5 问题等问卷测评。

（2）患者的运动功能状态，包括肌张力、肌力、关节活动度和活动能力、体力活动消耗水平、协调性和平衡等。其中肌张力和关节活动度无论患者清醒与否均可评估，其他评估则须在意识清醒的前提下实施。

（3）机械通气的患者需要配合使用镇痛/躁动/谵妄管理策略。

（4）患者生命体征是否平稳，如呼吸稳定，心血管功能稳定，没有不稳定性骨折，原发疾病无加重或改善等，就可开展早期的体位转移训练。

（5）患者能够耐受床头抬高45°，就可以开始进行转移训练，直到患者最终能够承受体重。

三、安全性考量

重症/虚弱患者在行转移训练时有可能会出现以下不良事件：血压波动、心律失常、血氧饱和度下降、患者不耐受、疲劳、管路脱落、跌倒等，但以上事件多为一过性的生理紊乱，停止训练后无须特殊处理即可恢复，不影响患者病情的恢复，且发生率低。管路脱落、跌倒的发生也是可以预防的，因此，科学地进行转移训练是安全的。

当然，在训练过程中，出现以上情况应及时停止训练，严密观察，若无好转或恶化，请主管医生干预。

四、阶梯式转移训练

转移训练是一系列渐进计划的训练，在开展转移训练前，需明确以下注意事项：

（1）操作前与患者充分沟通，说明训练目的，取得患者同意，降低患者的紧张感，增强配合度。

（2）详细分解转移中的每一个步骤，需要患者怎么做，操作者将给予患者什么帮助均须明确说明，双方明确后再开始进行转移。

（3）整理管路，在设定的转移训练程序中确保管路不会脱落、拉扯、压闭等。

（4）转移训练前应让患者穿上必要的上衣、裤子，减少患者在训练时的尴尬感。

（5）阶梯式转移训练应循序渐进，确保上一阶梯训练患者能完成后再进入下一阶梯训练。

（6）四肢核心肌力的恢复是转移训练的基础，在康复过程中转移训练应与其他运动疗法相结合，促进肌力的恢复。

（一）床头抬高

转移训练从抬高床头开始，让患者适应在不同角度下的状态，避免长期卧床后抬高床头导致头晕、呼吸困难等不适。患者平卧，操作者逐渐抬高床头：0°—20°—40°—60°—80°，见图5-1。

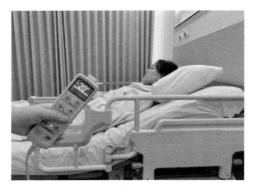

图5-1 抬高床头至20°

（二）床上转移：平移及翻身

床上平移及翻身可以有效提高患者核心肌力，为坐位及站位做好准备，见表5-1。

表5-1 床上平移及翻身操作流程

第一步	患者处于仰卧状态，处于病床正中	
第二步	患者双下肢平移至床左侧	

续表

第三步	患者双腿屈曲，将臀部抬离床面并向左侧移动，然后将肩与头部平移至床左侧	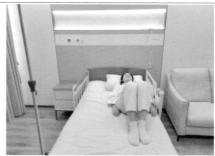
第四步	指导患者左上肢抬起向右摆动，左下肢屈曲向右摆动，转动头部向右侧，同时依靠躯干旋转带动骨盆转向右侧。完成从左向右翻身，形成右侧卧位。	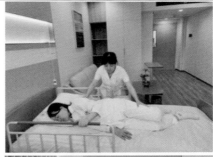
第五步	在右侧卧位稍作歇息，嘱患者恢复仰卧位。参照以上步骤向另一侧平移及翻身	

注意事项：

（1）以上为一个循环，可重复进行 4 ～ 8 个循环。

（2）每个步骤中，操作者可给予患者必要的助力，然后逐渐减少帮助，让患者完成由辅助到主动的床上转移训练。

（3）侧卧位时，下侧上肢应置于身体前方，稍外展，防止肢体受压。

（4）应注意不要饭后或管喂后 2 小时内进行。

（三）卧坐转移 1：床上坐位

床上坐位操作流程见表 5-2。

表 5-2　床上坐位操作流程

第一步	床头抬高，至 70°，患者处于仰卧状态	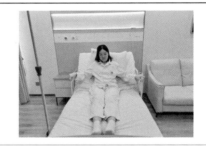
第二步	患者双手扶住两侧床栏，呼气时利用上肢和核心力量将自己拉伸起坐，背部离开床面。保持 1 ～ 2 分钟后缓慢松手，放松倚靠床面	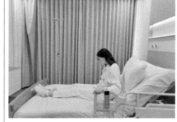 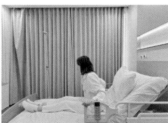

注意事项：

（1）以上为一个循环，可重复进行 4 ～ 8 个循环。

（2）此阶段为渐进的训练过程，床头角度 70° → 60° → 50° → 45° 逐渐变化，训练强度逐渐增加。

（3）每个步骤中，操作者可给予患者必要的助力，然后减少帮助，让患者上肢及核心能力不断恢复，直至患者可保持独立床上坐位再进入下一阶段。

（四）卧坐转移 2：床边坐位（以右侧床边坐为例）

床边坐位有两个阶段，训练强度逐渐增加。患者可保持独立床边坐位再进入下一阶段。一阶难度相对较低，病情较重或较虚弱的患者可以从一阶开始练习，然后过渡到二阶。

（1）床边坐位一阶：

床边坐位一阶操作流程见表5-3。

表5-3 床边坐位一阶操作流程

第一步	床头抬高，至80°～90°。患者处于仰卧状态	
第二步	患者双下肢向右侧平移至床边，患者核心收紧上肢发力坐起，背部离开床面	
第三步	患者双手扶住床面，顺势将双下肢垂于床边，然后旋转躯干，摆动双腿调节角度，完成床边座位	
第四步	此时可在患者面前摆放一个带靠椅的椅子，双手扶住椅背或助行架保持平衡	

（2）床边坐位二阶：

床边坐位二阶操作流程见表5-4。

表5-4　床边坐位二阶操作流程

第一步	床头抬高，至30°～45°，患者处于仰卧状态	
第二步	患者双下肢向右侧平移至床边，然后向右翻身，形成右侧卧位	
第三步	患者核心收紧，双上肢在身体右侧推床以支撑起上身慢慢离开床面，双下肢顺势垂于床边	
第四步	旋转躯干，摆动双腿调节角度，完成床边座位。此时可在患者面前摆放一个带靠椅的椅子或助行架，双手扶住椅背或助行架保持平衡	

续表

第五步	在有保护的情况下，逐步撤掉患者面前的椅子或助行架，指导患者在直立坐位下保持平衡	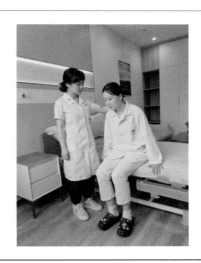

注意事项：

（1）床边坐位时长可根据患者病情，适当延长坐位时间。但应该考虑患者是否存在臀部压疮，采取相应护理措施。

（2）面对卧床已久／虚弱的患者，在其双下肢垂与床边时，操作者应严密监测血压和患者状态，避免发生体位性低血压或头晕等。

（五）坐站转移 1：辅助站立

辅助站立与操作流程见表 5-5。

表 5-5 辅助站立与操作流程

第一步	患者穿着适当长度的裤子以及合脚防滑的鞋子	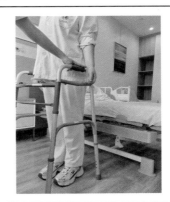

续表

第二步	备好助行架，调节手柄高度大约与患者站立时手腕腕痕齐平，放于患者正前方	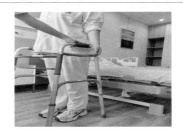
第三步	患者床边坐位，双足平放在地面，分开与肩同宽，两脚稍后于两膝，双手扶前方的助行架	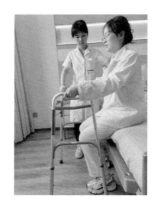
第四步	抬头，双上肢握紧手柄，躯干前倾，使重心前移，双下肢充分负重，当双肩超过双膝位置时，臀部离开床面，伸髋伸膝，双腿同时用力，腰背挺直慢慢站起	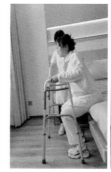 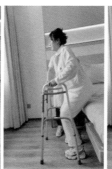 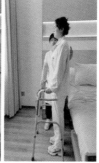
第五步	在站立时，可指导患者练习身体重心在双下肢之间转移	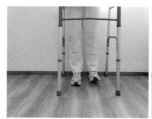 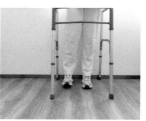

续表

第六步	站位平衡较好的患者，可以在操作者的帮助轻抬助行架	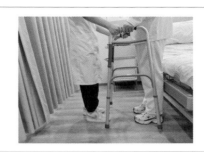

注意事项：

（1）由坐到站需要上肢肌力、核心肌力、下肢肌力的训练及平衡能力的训练。相关肌群在徒手肌力评估中应至少达到3级（抗重力）。

（2）面对卧床已久/虚弱的患者，在其下床站立时，操作者应严密监测血压和患者状态，避免发生体位性低血压或头晕等。

（3）操作者站在患者身侧，固定助行架避免患者后仰，在患者起身时可以给予患者必要的帮助和保护。

（4）患者站立疲劳时可恢复床边坐位进行休息，然后又恢复站立。如此循环，可进行3～5组。

（5）每次床边站立时长可根据患者病情，适当延长站立时间30秒—1分钟—2分钟—3分钟，以此类推逐渐增加训练强度。

（六）床椅转移：床边椅子坐位

床边椅子坐位操作流程见表5-6。

表5-6　床边椅子坐位操作流程

第一步	患者穿着适当长度的裤子以及合脚防滑的鞋子	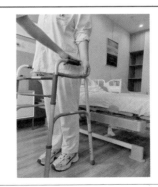

续表

第二步	准备稳固的带扶手的座椅（若无扶手，可用助行架），高度最好与床面高度一致。座椅与床成30°～45°的角。（若是轮椅，应关闭手闸，竖起脚踏板）	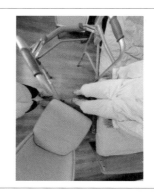
第三步	患者从床上站起后，一手扶住助行架，一手扶住床面，以扶床手的同侧下肢为轴，另一只腿迈步旋转身体，坐在座椅深处 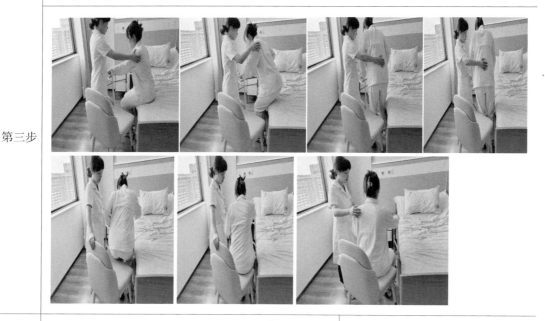	
第四步	从椅子向床上转移，也是同样的方法	

注意事项：

（1）45°床椅转移是患者床椅转移最常用的方法，因为椅子或轮椅与床成45°角，患者容易握住椅子或轮椅的外侧扶手，比较容易转移，操作者或家属也便于给予患者适当的帮助。

（2）行90°床椅转移，患者需转身90°，适合于双下肢能够负重，能站立小幅度迈步且动态平衡好的患者。

（3）操作者站在患者身侧，在患者移动时可以给予患者必要的帮助，保护患者避免跌倒。

（4）床边椅子坐位时长可根据患者病情适当延长坐位时间。但应该考虑患者是否存在臀部压力性损伤（高危），采取相应护理（预防）措施。

（5）在床边椅子坐位可进一步训练患者坐位静态平衡与动态平衡功能。

（七）坐站转移2：独立站立

独立站立操作流程表5-7。

表5-7　独立站立操作流程

第一步	患者穿着适当长度的裤子以及合脚防滑的鞋子	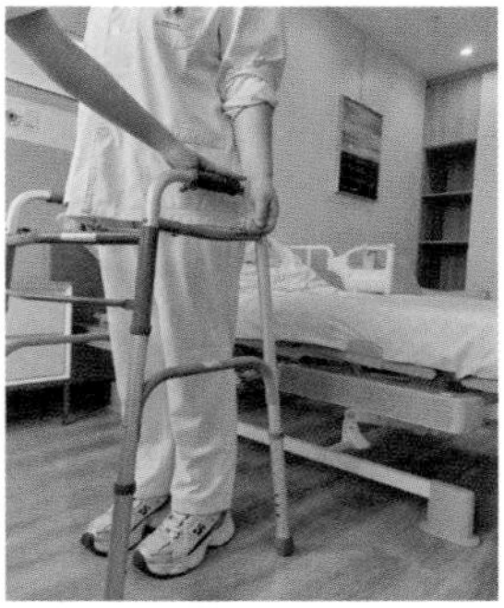
第二步	备好助行架，调节手柄高度大约与患者站立时手腕腕痕齐平，放于患者正前方	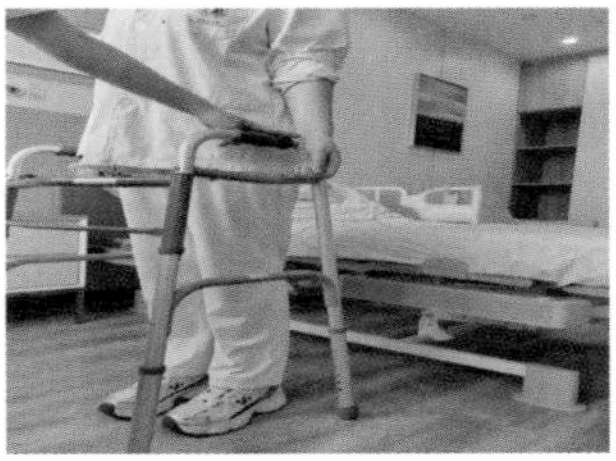
第三步	患者床边椅子坐位，双足平放在地面，分开与肩同宽，两脚稍后于两膝，双手扶前方的助行架	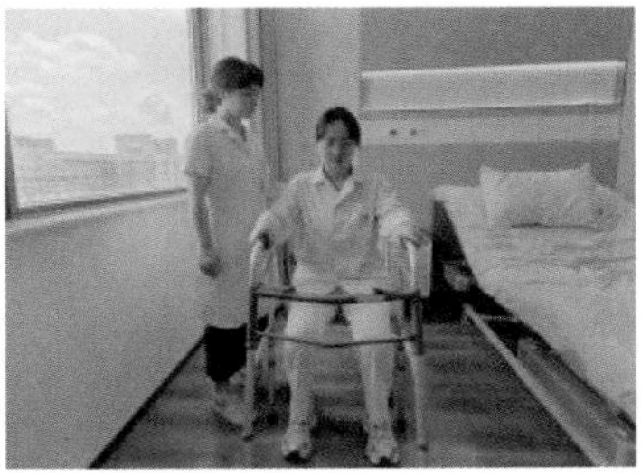

续表

第四步	抬头，双上肢握紧手柄，躯干前倾，使重心前移，双下肢充分负重，当双肩超过双膝位置时，臀部离开座椅，伸髋伸膝，双腿同时用力，腰背挺直慢慢站起	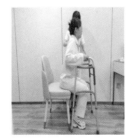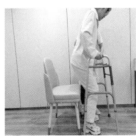
第五步	站起后，上肢减轻负重，将重心转移至双下肢之间。双手离开手柄，分开自然下垂置于体侧	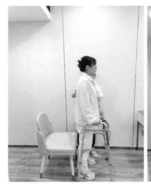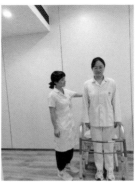
第六步	在站立时，指导患者练习身体重心在双下肢之间转移，保持站立平衡	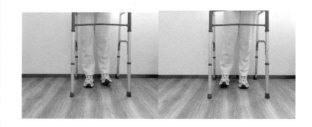

注意事项：

（1）操作者站在患者身侧，在患者移动时可以给予患者必要的帮助，保护患者避免跌倒。

（2）患者站立疲劳时可恢复床边椅子坐位进行休息，然后又恢复站立。如此循环，可进行 3 ~ 5 组。

（3）在循环练习中，指导患者逐步减少对助行架的使用，练习不在助行架的帮助下进行坐站转移训练。

（4）每次床边站立时长可根据患者病情，适当延长站立时间 30 秒—1 分钟—2 分钟—3 分钟，以此类推，逐渐增加训练强度。

（5）在坐站转移过程中可进一步训练患者坐/站位静态平衡与动态平衡功能。

（八）行走

在步行训练过程中，可进一步提高患者的心肺功能，具体操作流程见表5-8。

表5-8 行走操作流程

第一步	患者穿着适当长度的裤子以及合脚防滑的鞋子	
第二步	备好助行架，调节手柄高度大约与患者站立时手腕腕痕齐平，放于患者正前方	
第三步	患者床边站立，双足平放在地面，分开与肩同宽，两脚稍后于两膝，双手扶前方的助行架	
第四步	手扶助行架，下肢交替抬起做原地踏步练习	

续表

第五步	指导患者练习在操作者的帮助轻抬助行架	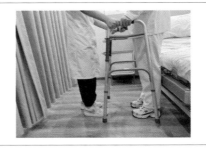
第六步	以上两个步骤练习好后，可以开始步行训练。一般采用三步走，将助行架往上提且往前移动15～20 cm—将助行器放置平稳—双脚依次缓慢往前迈步，使脚后跟平行于助行架的后脚	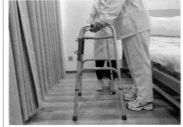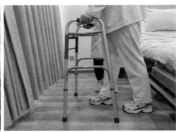
第七步	步行稳定后，指导患者逐步减少对助行架的使用，练习不在助行架的帮助下进行步行训练。早期可扶床挡、走廊扶手。慢慢过渡到独立步行，不扶其他物品	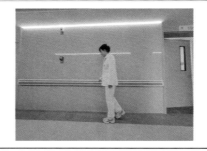

注意事项：

（1）操作者站在患者身侧，在患者移动时可以给予患者必要的帮助，保护患者避免跌倒。

（2）患者步行疲劳时可站立休息，必要时恢复床边椅子坐位进行休息，然后又恢复站立—步行。如此循环，可进行3～5组。

（3）每次步行时长可根据患者病情，适当延长步行时间1分钟—2分钟—3分钟—5分钟，以此类推，逐渐增加训练强度。

（杨潇、蒋丽、郑宋浩）

参考文献

[1] 汪利杨 . 专人转移训练健康指导对脑卒中偏瘫患者恢复期日常生活能力的影响 [J]. 当代护士: 下旬刊 , 2013(6):2.

[2] Piva S, Fagoni N, Latronico N. Intensive care unit-acquired weakness: unanswered questions and targets for future research[J]. F1000Res. 2019 Apr 17;8:F1000 Faculty Rev-508.

[3] Robert D.Stevens. 重症康复医学: 重症监护后的遗留问题及康复治疗 [M]. 陈真 , 译 . 上海: 上海科学技术出版社, 2018.

[4] Tipping CJ, Harrold M, Holland A, et al. The effects of active mobilisation and rehabilitation in ICU on mortality and function: a systematic review[J]. Intensive Care Med. 2017 Feb;43(2):171-183.

[5] 杜耀婷 , 管细红 , 何青松 , 等 . 脑卒中偏瘫患者独立轮椅转移技术训练 [J]. 护理学杂志 , 2021, 36(23):4.

[6] Burtin C, Clerckx B, Robbeets C, et al. Early exercise in critically ill patients enhances short-term functional recovery[J]. Crit Care Med. 2009 Sep;37(9):2499-505.

[7] Van den Berghe G, Schoonheydt K, Becx P, et al. Insulin therapy protects the central and peripheral nervous system of intensive care patients[J]. Neurology. 2005 Apr 26;64(8):1348-53.

[8] 符雪彩 , 王欣 , 王立娜 , 等 . 日常生活能力训练对老年患者 ADL 评分的影响观察 [J]. 饮食保健, 2022(14):149-152.

[9] Ren Hongmei, 任洪梅 , Sun Fengyun, 等 . 脑卒中患者早期强化躯干训练对后期 ADL 的影响 [C]. 中国康复研究中心 . 中国康复研究中心 , 2015.

[10] 郑龙 , 陈娟 , 孟祥武 , 等 . 早期指导下康复训练对脑卒中偏瘫患者日常生活能力的影响 [C]. 湖北省康复医学会 , 2015.

辅助咳嗽技术

一、概　述

咳嗽是呼吸道疾病患者常有的症状，同时也是机体重要的保护机制。指导患者进行咳嗽是最有效的气道廓清手段；同时，咳嗽也是体位引流、叩击、振动等传统气道廓清技术的重要环节。一次有效咳嗽包含以下四步：

（1）分泌物或其他刺激。

（2）深吸气。

（3）声门关闭，腹肌收缩，增加胸膜腔内压和腹内压。

（4）声门突然开放，腹肌用力收缩，产生爆发性气流，将分泌物咳出。

（5）影响咳嗽有效性的因素包括咳嗽反射、吸气容量、咳嗽峰流速；其中，咳嗽峰流速对咳嗽效力的影响至关重要，见图6-1。

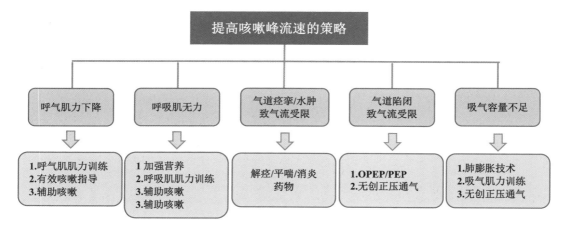

图6-1　提高咳嗽峰流速的策略

本节将着重介绍辅助咳嗽方法。

二、适用范围

辅助咳嗽适用于患者出现无效或者低效咳嗽，包括：

（1）呼吸肌无力或瘫痪，常见于长期卧床、机械通气、膈神经/肌损伤、严重营养不良、颈髓损伤、重症肌无力等患者。

（2）肌肉作用不协调，常见于脑损伤等患者。

（3）疼痛，常见于胸腹部手术后以及肋骨骨折等患者。

（4）胸廓形态异常，常见于慢阻肺、脊柱侧弯、胸廓塌陷等患者。

（5）中枢神经系统受到抑制，常见于脑卒中后、ICU 镇静镇痛等患者。

（6）声门功能异常，常见于喉返神经损伤、声带麻痹、声带损伤等患者。

三、禁忌证

（1）哮喘急性发作。

（2）心血管状态不稳定，如不稳定型心绞痛或严重心律失常。

（3）严重的不可耐受的呼吸困难。

（4）高肌肉张力患者可能需要抗痉挛药物。

（5）其他禁用或慎用情况详见每一项操作说明。

四、注意事项

（1）患者鼻饲或饭后至少 30 ～ 60 分钟后才能使用辅助咳嗽技术。

（2）反流或误吸高风险者，进食后应间隔 2 小时才能执行。

（3）为使患者尽最大努力配合治疗，必要时应进行适当的疼痛管理，尤其是外科术后的患者。

（4）实施过程中，患者的动脉血氧饱和度有可能会出现波动，应密切监测，尤其是已知 PaO_2 值低的患者，应提供必要的呼吸支持以确保患者安全。

五、辅助咳嗽技术

（一）辅助伤口支撑法

对于胸腹部有损伤的患者，由于咳嗽时伤口受到牵拉，导致疼痛，从而降低咳嗽有效性。因此，在患者咳嗽时操作者对患者伤口进行有效的支撑，可以减轻咳嗽时带来的疼痛。

1. 操作流程

辅助伤口支撑法操作流程见表 6-1。

表 6-1　辅助伤口支撑法操作流程

第一步	体位：取坐位或站位，患者不能坐起时可采用半卧位，特殊情况可选择平卧位		
第二步	操作前与患者充分沟通，尽量让患者理解整个过程，便于配合		
第三步	（1）患者胸腹部垫一枕头或一叠毛巾，放置的位置跟患者的伤口有关 （2）可以指导患者与操作者配合，共同对其伤口进行支撑，便于其学习该方法，可以进行自我伤口支撑咳嗽 （3）枕头较为柔软，对于痛觉明显/敏感的患者较为合适；毛巾便于力的传导，对于需要较强辅助支撑的患者较为合适		
	胸部正面伤口	胸部侧面伤口	腹部伤口

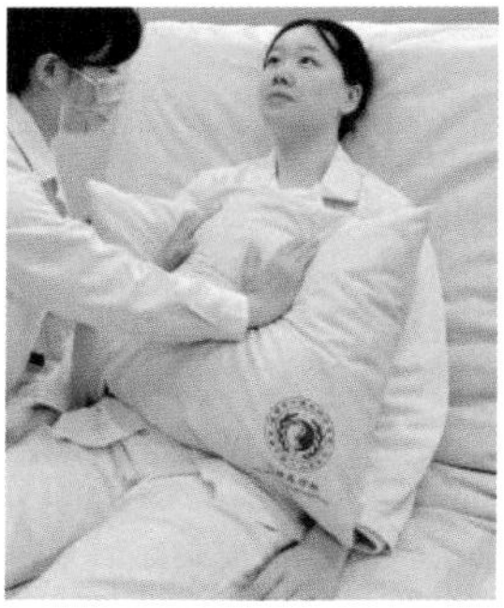

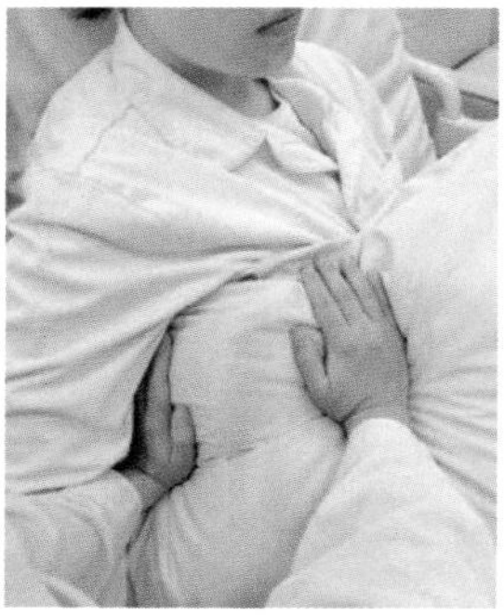

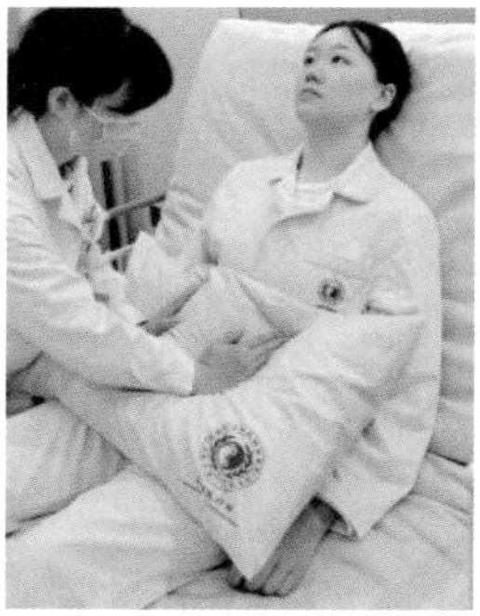

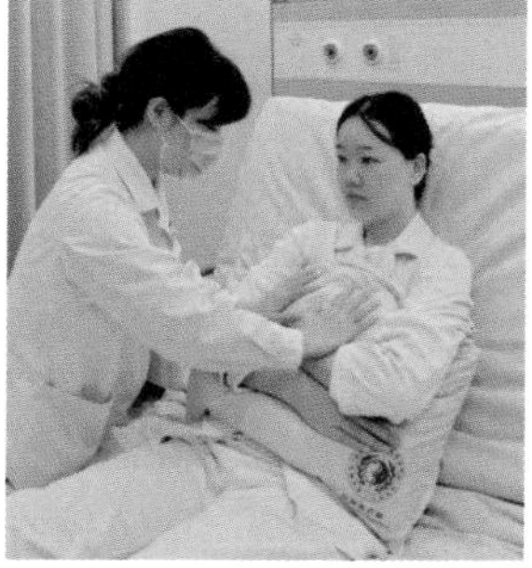

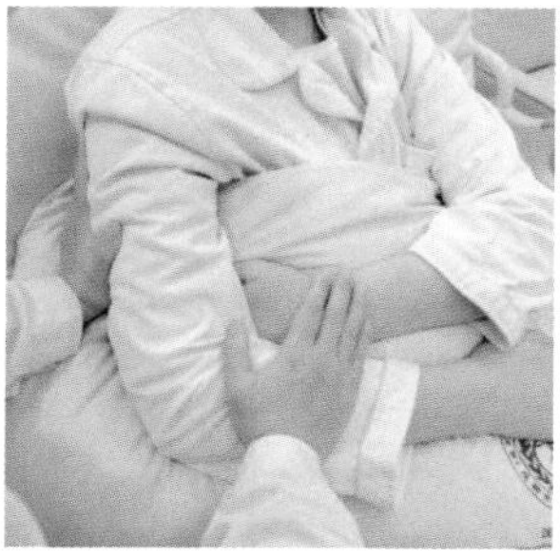

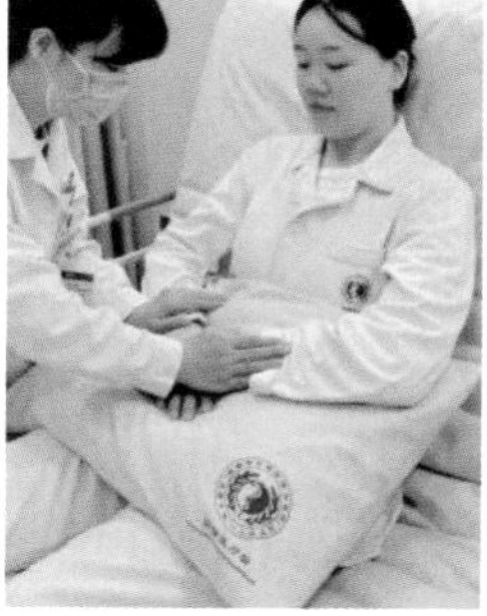

续表

第三步	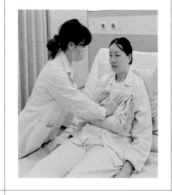 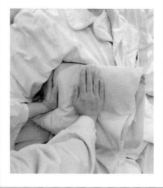 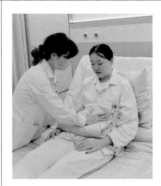
第四步	指导患者缓慢吸气至最大或者感觉稍有疼痛的程度
第五步	指导患者咳嗽，同时隔着枕头或毛巾对伤口处加压，形成支撑，保护伤口同时增加胸腹内压 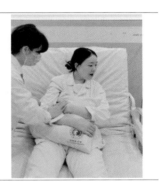
第六步	重复步骤 4 和 5 至痰液咳出

2. 注意事项

（1）辅助伤口支撑法主要起固定作用，切勿突然加压或过度用力按压伤口，以免造成不必要的疼痛或患者紧张、抗拒。

（2）操作者不要正对患者口鼻，避免交叉感染，必要时佩戴防护面屏。

（3）伤口能否被加压应提前与外科医师做充分沟通，伤口不能被加压的情况不能做此项操作。

（二）腹部推挤辅助咳嗽法

腹部推挤又叫海姆力克式辅助咳嗽，于患者咳嗽瞬间在患者上腹部施加一个推压力，辅助膈肌快速上抬，增加胸膜腔内压以达到提高咳嗽峰流速，提高咳嗽有效性的作用。通常适用于有充足的咳嗽容量而咳嗽峰流速达不到有效咳嗽要求的患者。

1. 操作流程

腹部推挤辅助咳嗽法操作流程见表 6-2。

表 6-2　腹部推挤辅助咳嗽法操作流程

第一步	体位：取坐位或站位，患者不能坐起时可采用半卧位，特殊情况可选择平卧位
第二步	操作前与患者充分沟通，尽量让患者理解整个过程，便于配合
第三步	操作者在患者身侧或跪在患者身后，一手置于患者上腹部（力气或手型较小的操作者可使用双手） 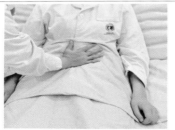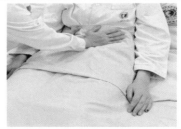
第四步	嘱患者尽量吸气至最大，然后稍屏气
第五步	在患者咳嗽的同时，操作者的手稍用力向内向上方向推，辅助患者产生有力有效的咳嗽 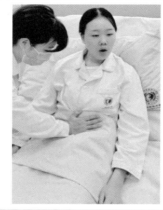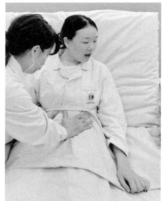
第六步	重复上述步骤至痰液咳出
其他情况	对于颈髓损伤、重症肌无力等肋间肌瘫痪的患者，进行腹部推挤辅助咳嗽时，可以一手在上腹部一手在上胸廓，咳嗽时沿着胸腹部运动的方向进行推压，以保证咳嗽时胸廓的稳定，从而达到更高的咳嗽峰流速 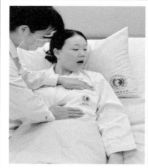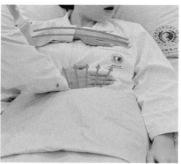

2. 注意事项

（1）往膈肌方向推挤的时机不宜过早或过晚。注意观察患者的呼吸状态，应用明确的口令与患者达到同步。

（2）由于推挤力量较大，患者取坐位时，背后应有支撑，如椅背等。

（3）在用力推挤前可轻轻推挤几次，让患者先适应一下推挤感，避免用力时患者腹肌紧张，导致配合不良。推挤的用力程度以不引起患者明显不适为宜。

（4）此法对肋骨外侧边缘和上腹部施加压力有风险的患者不宜使用，如严重骨质疏松者、近期上腹部手术者、腹腔高压者等。

（5）对于消瘦或痛觉敏感的患者可以借鉴辅助伤口支撑法，垫枕头或者毛巾以缓解局部压力。

（6）操作者不要正对患者口鼻，必要时佩戴防护面屏。

（三）腹部推挤结合连续咳嗽法

由于麻醉、身体虚弱或者合并有神经肌肉疾病等原因，部分患者表现为吸气容量与咳嗽力量均不足，短时间内也无法有效提高吸气容量和/或咳嗽力量，这种情况可以在腹部推挤时使用连续咳嗽法。

1. 操作流程

腹部推挤结合连续咳嗽法操作流程见表6-3。

表6-3　腹部推挤结合连续咳嗽法操作流程

第一步	体位：取坐位或站位，患者不能坐起时可采用半卧位，特殊情况可选择平卧位
第二步	操作前与患者充分沟通，尽量让患者理解整个过程，便于配合
第三步	操作者在患者身侧，一手置于患者上腹部（力气或手型较小的操作者可使用双手）
第四步	嘱患者浅吸一小口气，然后咳嗽，在患者咳嗽的同时操作者在患者上腹部的手往膈肌（内上）方向浅推，进行腹部推挤辅助咳嗽
第五步	接着指导患者吸气稍加深，然后咳嗽，在患者咳嗽的同时操作者在患者上腹部的手稍加用力往膈肌（内上）方向推（深度较前增加），进行腹部推挤辅助咳嗽
第六步	最后在患者可耐受情况下，尽可能深吸气后进行咳嗽，在患者咳嗽的同时操作者在患者上腹部的手用力往膈肌（内上）方向推（深度进一步增加），进行腹部推挤辅助咳嗽

注：根据患者吸气容量，推挤的深度和用力程度做适应性变化

2. 注意事项

同腹部推挤辅助咳嗽法。

（四）腹部推挤结合 ACBT 法

声门功能异常，如喉返神经损伤、声带麻痹、声带损伤等患者，在行咳嗽时不能进行有效的声门关闭与开放，这会影响到有效咳嗽的最后两个阶段的有效性。因此，对于这类患者可以用腹部推挤结合 ACBT 法辅助咳嗽提高咳嗽峰流速，具体操作流程见表 6-4。

当然，非声门功能受损，但仍存在咳嗽力量 / 咳嗽峰流速降低的患者亦可以使用此方法。

1. 操作流程

表 6-4　腹部推挤结合 ACBT 法操作流程

第一步	体位：取坐位或站位，患者不能坐起时可采用半卧位，特殊情况可选择平卧位	
第二步	操作前与患者充分沟通，尽量让患者理解整个过程，便于配合	
第三步	操作者在患者身侧，一手置于患者上腹部（力气较小的操作者可使用双手）	
第四步	嘱患者缓慢吸气至最大，稍屏气，然后进行用力呵气（HUFF），同时在患者上腹部的手往膈肌（内上）方向推挤，辅助患者产生有效的呵气（HUFF）	
第五步	重复第四步，将痰液汇聚至大气道	
第六步	嘱患者最大吸气后用力咯痰，在患者咯痰的同时操作者在患者上腹部的手用力往膈肌方向推挤，进行腹部推挤辅助咯痰	
第七步	重复至痰液咳出	

2. 注意事项

同腹部推挤辅助咳嗽法。

（五）肋膈辅助咳嗽

肋膈辅助咳嗽法，即于患者咳嗽瞬间在患者肋膈处施加一个推压力，辅助胸廓容积快速缩小，增加胸膜腔内压以达到加快咳嗽峰流速，提高咳嗽有效性的作用。其通常适用于有充足的咳嗽容量而咳嗽峰流速达不到有效咳嗽要求的患者。此技术对于单侧痰液潴留的患者尤为有效，具体操作流程见表6-5。

1. 操作流程

表6-5 肋膈辅助咳嗽操作流程

第一步	体位：侧卧位
第二步	操作前与患者充分沟通，尽量让患者理解整个过程，便于配合
第三步	操作者在患者身侧，操作者将双手放在患者的侧肋部并指导患者最大限度地进行呼吸或咳嗽动作
第四步	在患者呼气快结束时，操作者快速地向胸廓运动的方向或腹部运动的方向推（即内下方向）。在随后吸气时，引导患者较强的膈肌和肋间肌收缩，从而促进最大化地吸气 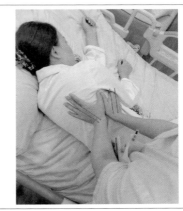
第五步	然后要求患者在肺最大容量位稍作保持。随即指导患者主动咳嗽，同时操作者用手施加强大的压力向内向下推挤，以辅助建立胸腔内压和呼气力量，增加咳嗽峰流速 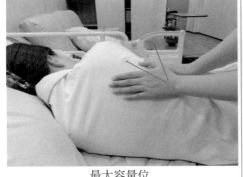最大容量位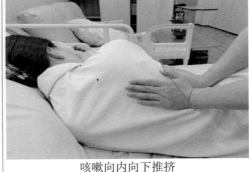咳嗽向内向下推挤
第六步	重复至痰液咳出

2. 注意事项

同腹部推挤辅助咳嗽法 1、3、4、5、6 条。

（六）前胸壁压迫辅助咳嗽

前胸壁压迫辅助咳嗽法，于患者咳嗽瞬间在患者前胸壁处施加一个推压力，辅助胸廓容积快速缩小，增加胸膜腔内压以达到加快咳嗽峰流速，提高咳嗽有效性的作用。通常适用于有充足的咳嗽容量而咳嗽峰流速达不到有效咳嗽要求的患者。此外，对于胸廓运动能力下降或不适用腹部推挤的患者也较为有效，具体操作流程见表 6-6。

1. 操作流程

表 6-6　前胸壁压迫辅助咳嗽操作流程

第一步	体位：10° ～ 30° 卧位
第二步	操作前与患者充分沟通，尽量让患者理解整个过程，便于配合。
第三步	操作者在患者身侧，用其中一手的前臂（手掌较大的操作者可用手掌）横向按压在患者上胸部，另一手臂平行放在下胸部，避开剑突部位。 另外也可以一手的前臂横向按压在患者中胸部，一手放在腹部或者采用腹部推挤的放置方法。 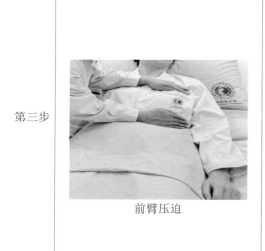 前臂压迫 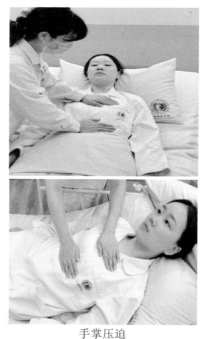 手掌压迫

续表

第四步	嘱患者深吸气并屏住呼吸,随即指导患者用力咳嗽,同时,操作者双手同时施加压力,压力的方向分别是上胸部朝内下方、下胸部或腹部朝内上方。以辅助建立胸腔内压和呼气力量,增加咳嗽峰流速。 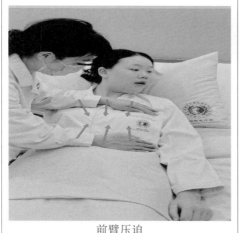 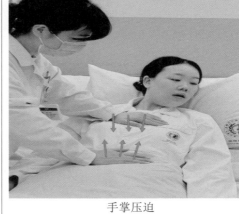 前臂压迫 · 手掌压迫
第五步	重复至痰液咳出

2. 注意事项

同腹部推挤辅助咳嗽法 1、3、4、5、6 条。

（七）刺激咳嗽法

对于咳嗽反射减弱的患者,尤其是无人工气道的患者,当其咳嗽有效性仅仅受限于咳嗽反射时,无论是清醒还是昏迷,均可使用刺激咳嗽来诱发患者出现反射性咳嗽动作,以清除大气道分泌物,具体操作流程见表 6-7。

对部分心胸外科患者,疼痛抑制咳嗽的发生,可以采用刺激咳嗽法与主动伤口支撑法相结合的方式,促进咳嗽与排痰。

1. 操作流程

表 6-7　刺激咳嗽法操作流程

第一步	坐位或站位。患者不能坐起时可采用半卧位,特殊情况可选择平卧位。
第二步	对于清醒的患者,操作前应与患者充分沟通,以免患者恐惧。

续表

第三步	（1）操作者在患者身侧，将一手指（一般为拇指）置于患者胸骨上窝。 （2）若是坐位或站位，另一手需扶住患者背部。	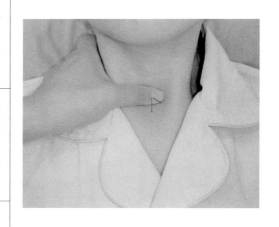
第四步	手指缓慢往气管方向轻压至触碰到气管。接着往气管方向进一步快速按压后快速松开手指。 若是坐位或站位，扶住患者背部的手稍用力，避免患者受刺激后，后仰跌倒。	
第五步	患者咳嗽反射被诱发，从而发生咳嗽。	

2. 注意事项

（1）在进行刺激咳嗽前，应先将分泌物移至第六、第七级以上支气管。

（2）操作者按压的手指不应留长指甲，必要时可在按压处垫一薄布或纸巾，避免皮肤损伤。

（3）按压时切勿缓慢按压、缓慢松开，否则容易引起患者呕吐。同理，患者处于恶心、干呕、呕吐状态时，也不应执行此技术。

（4）对于咳嗽反射正常的患者，根据患者情况，优先选择上述的一些咳嗽技巧或辅助咳嗽的方法即可，不推荐使用刺激咳嗽法。

（5）对于咳嗽反射消失的患者，刺激咳嗽无效。刺激无效的患者不要反复尝试，避免造成局部机械性损伤。

（6）此法对颈部手术后或外伤的患者不宜使用，如近期甲状腺手术者、近期食管癌手术高位吻合者等。

（7）操作者不要正对患者口鼻，避免交叉感染。必要时佩戴防护面屏。

（八）机械辅助咳嗽

机械式吸入/呼出装置（mechanical insufflation-exsufflation，MIE），通常称作咳嗽机。其原理是为上气道提供正压，使肺达到最大程度的扩张，随后稍屏气，然后气道压力突然逆转为负压。气道压力从正到负的迅速改变，模拟咳嗽过程中所出现的气流改变，有效增加咳嗽峰流速，从而协助痰液的清除，具体操作流程见表6-8。

对于能轻微咳嗽的患者来说，MIE 最为有效。相较于慢性呼吸道疾病的患者，神经肌肉疾病患者的改善更为明显。

1. 操作流程

表 6-8 机械辅助咳嗽

第一步	体位：坐位。患者不能坐起时可采用半卧位，特殊情况可选择平卧位
第二步	对于清醒的患者，操作前应与患者充分沟通，尽量让患者理解整个过程，便于配合，以免患者恐惧、对抗造成气压伤
第三步	根据病情，设置参数：正压 / 时间（吸气相）、负压 / 时间（呼气相）、屏气时间、频率等。可先使用手动模式，便于患者适应
第四步	通过面罩、口咬器、人工气道接口连接使用。以下以面罩为例进行讲解： 操作者为患者扶住面罩，并检查面部贴合度，确保使用过程中无漏气
第五步	通过面罩对患者呼吸道提供正压 / 负压，同时指导患者吸气 / 呼气。初次使用从低流速吸气开始，正压和负压从 10 ~ 20cmH$_2$O 开始。正 / 负压时间一般设定为 2 ~ 5 秒，间歇时间 2 ~ 5 秒，也可不设置间歇时间，时间设置应充分考虑患者舒适度
第六步	适应 2 ~ 4 个吸气 – 呼气的循环后，负压（呼气压）逐渐增加到 40 ~ 45 cmH$_2$O（一般高于正压 10 ~ 20 cmH$_2$O），流速逐渐增加至高流速
第七步	通过观察患者的呼吸模式，指导患者在呼气末把动作转换成排气性咳嗽
第八步	经过 3 ~ 6 个吸气—呼气的循环（可以包含或不包含呼气过程中向患者腹部加压）后，可以让患者休息 30 秒，询问患者机器作用的时机和压力，并依患者描述调节机器 适应性良好的患者，也可以由手动模式调节成自动模式
第九步	痰液移动至大气道后，指导患者咳嗽，吐出痰液。对咳痰 / 吐痰有障碍者也可以进行吸痰

2. 注意事项

（1）将分泌物移至第六、第七级以上支气管后再使用机械辅助咳嗽效果较好，如先执行雾化、体位引流、叩击等。

（2）不宜使用此法的患者，如：①气管易塌陷的 COPD、CF 应慎用；②不可逆的气道阻塞或气道狭窄、气管软化、严重的气道反应性疾病；③延髓功能不全；④未引流的气胸或皮下气肿，新近有气压伤；⑤肺大疱；⑥恶心；⑦不明原因的胸痛；⑧肺叶切除术后一周内；⑨颅内压升高；⑩近期食管癌手术高位吻合者；急性肺损伤（ALI）、急性呼吸窘迫综合征（ARDS）、急性肺水肿等。

（3）使用该机器的可能的并发症包括腹胀、胃食管反流加重、不适感以及血压升高，偶尔还可能会有咯血或气胸。脊髓损伤节段比较高的患者可能会出现心动过缓。使用过程中充分休息、严密监测、适当设置参数可以减少患者出现并发症的风险。

（4）无论休息间歇还是治疗过程，患者有痰都应及时停止操作，及时清理气道 / 口腔分泌物。

（5）操作者不要正对患者口鼻，避免院感，必要时佩戴防护面屏。

（杨潇、蒋丽、冯晨）

参考文献

[1] Gossclink R. Breathing teclhiniques in patients with chronic obstructive pulmonary iscase(COPD)[J]. Chron Respir Dis,2004;1(3):163-72.

[2] Roberts SE, Stern M, Schreuder FM, et al. Theuse of pursed lips breathing in stable chronic obstructive pulmonary disease: a systematic review of theevidence[J]. Phys Therapy Rey, 2009;14(4):240-6.

[3] Jones AY, Dean E, Chow CC. Comparison of the oxygen cost of breathing exercises and spontaneous breathing in patients with stable chronic obstructive pulmonary disease[J]. Phys Ther. 2003;83(5):424-31

[4] Lv,J.,Wu, J., Guo, R., et al., 2013.Laboratory test of a visual sputum suctioning system. Respir[J]. Care 58(10),1637-1642.Munkholm,M., Mortensen,J., 2013.Mucociliary learance:pathophysiological aspects. Clin. Physiol. Funct.Imag 34 (3),171-177.

[5] Nadel, J.A., 2013.Mucous hypersecretion and relationship tocough[J]. Pulm.Pharmacol. Ther.26(5),510-513.

第七章

气道廓清技术

健康成人每天产生 10 ~ 100 ml 的气道分泌物，其裹挟有大量经气道吸入的有害物质和病原微生物，通过气道黏液纤毛摆动和咳嗽反射将其清除，防止堵塞和避免感染。黏液纤毛摆动机制常因老龄化、吸烟、环境暴露和支气管扩张等因素而受损；而咳嗽能力也会因为脑血管病变，镇静、镇痛和肌松剂应用或 ICU 获得性衰弱（intensive care unit acquired weakness, ICU–AW）等因素下降或丧失，导致气道分泌物潴留。

气道廓清是应用药物和非药物的方法帮助排出气道分泌物，减少和控制与其相关并发症的措施，气道分泌物管理有三个阶段，如图 7–1。

气道廓清技术（airway clearance therapy，ACT）是指运用物理或机械方式作用于气流，有助于气管、支气管内的分泌物排出，或促发咳嗽使痰液排出。其包括呼吸技术、手法技术、机械技术（见图 7–2）。

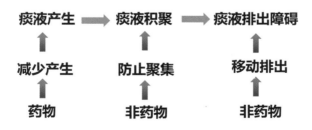

图 7–1　气道分泌物管理三个阶段

呼吸技术	手法技术	机械技术
• 自主引流 • 主动循环呼吸技术	• 体位引流 • 扣拍 • 振动 • 摇动	• 呼气期正压 • 震荡呼气正压 • 高频胸壁震荡 • 肺内叩击通气 • 机械性吸-呼气技术

图 7-2　气道廓清技术的种类

第一节　自主引流

自主引流（autogenic drainage，AD）是基于放松的状态和不需要特定体位情况下安静呼气的抗呼吸困难技术，采用膈式呼吸，利用改变呼气气流达到不同肺容积的呼吸控制，促使分泌物向中央气道松动、聚集和排出，自主引流包括三个阶段，如图 7-3。

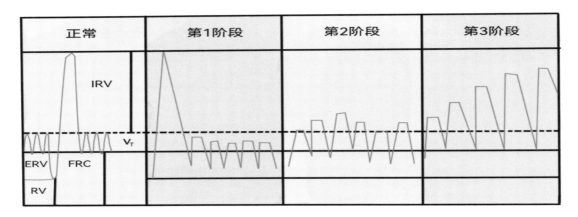

图 7-3　自主引流的三个阶段

（一）操作流程

（1）患者背部给予支撑，直立坐在椅子上，把注意力集中在呼吸技术上。

（2）操作者坐在患者一侧，距离接近可听到患者的呼吸，一手放在患者腹部感受腹肌的收缩，另一只手放在患者胸部上方，如图 7-4。

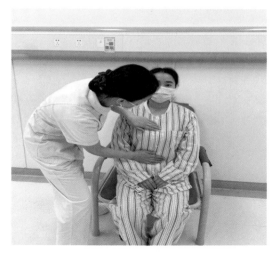

图 7-4 自主引流体位

1. 第一阶段：低肺容积呼吸—松动

低肺容积呼吸—松动（见图 7-5）。

（1）鼻腔缓慢吸气，利用膈式呼吸进行潮气量吸气。

（2）收缩腹部，尽可能深的呼气，直至气体呼尽。

（3）此阶段持续到黏液松动并开始移动到更大气道。

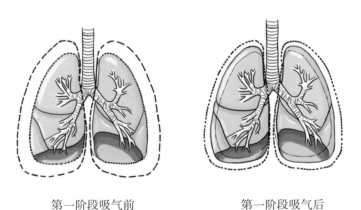

第一阶段吸气前　　　　　　　第一阶段吸气后

图 7-5 低肺容积呼吸—松动

2. 第二阶段：低到中肺容积呼吸—聚集

低到中肺容积呼吸—聚集（见图 7-6）。

（1）每次吸气肺扩张比第一阶段更大（中等水平吸气量），移动更大体积的分泌物。

（2）此阶段持续到黏液声音减小，分泌物移动大气道。

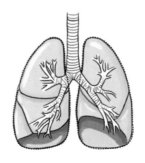 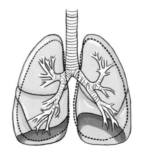

第二阶段吸气前　　　　　　　　　　第二阶段吸气后

图 7-6　低到中肺容积呼吸—聚集

3. 第三阶段：中到高肺容积呼吸—排出

中到高肺容积呼吸—排出（见图 7-7）。

（1）缓慢深吸气，直至肺容量接近肺总量为止。

（2）此阶段持续到分泌物移动至在气管中。

（3）通过较强的呼气或呵气排出分泌物。

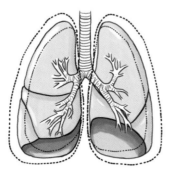 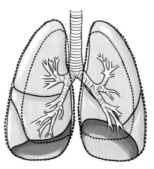

第三阶段吸气前　　　　　　　　　　第三阶段吸气后

图 7-7　中到高肺空积呼吸—排出

（二）注意事项

（1）各阶段，通过鼻腔进行缓慢吸气，利用膈肌进行膈式呼吸。

（2）吸气末屏气 2 ~ 3 秒，通过侧支通气把黏稠的分泌物松动剥离。

（3）保持口腔和声门主动打开，适当用力呼气。

（4）可用放在胸部上的手感受黏液振动。高频率振动，提示分泌物位于小气道；低频率振动，提示分泌物转移到了大气道。

（5）自主引流每个阶段的持续时间取决于分泌物的位置。

（6）每个周期的持续时间取决于分泌物的量和黏稠程度。

（7）每次平均治疗时长 30 ~ 45 分钟。

第二节 主动循环呼吸技术

主动循环呼吸技术（active cycle of breathing techniques，ACBT）是一种可变化的弹性治疗方法，可以使痰液松动和清除过多的呼吸道分泌物，包括呼吸控制（breathing control,BC）、胸廓扩张运动（thoracic expansion exercises，TEE），用力呼气技术（forced expiration technique，FET）。

（一）操作流程

主动循环呼吸技术见图 7-8、表 7-1。

（1）体位：以直立位更佳（坐或站），侧卧、仰卧或引流位均可。

（2）三个动作（呼吸控制、胸廓扩张运动及用力呼气技术）可以自由组合。

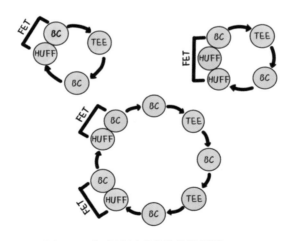

图 7-8 主动循环呼吸技术流程图

表 7-1　主动循环呼吸技术操作流程

呼吸控制（BC）：

（1）在主动循环呼吸中，TEE 和 FET 之间的休息间歇为呼吸控制期。

（2）患者放松上胸部、肩部。

（3）利用下胸部和腹部完成呼吸，即膈式呼吸。

（4）按自身的速度和深度进行潮式呼吸（潮气量呼吸）。

（5）此阶段持续时间与患者需求相适应。

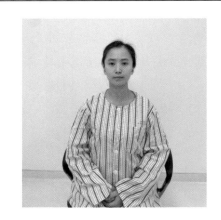

胸廓扩张运动（TEE）：

（1）深吸气到吸气储备量（补吸气量）。

（2）吸气末屏气 3 秒。

（3）呼气是被动轻松的。

（4）在每一主动呼吸循环中完成 3 次。

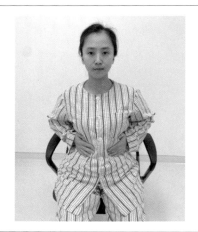

用力呼气技术（FET）：

（1）用力呼气技术由 1 ~ 2 次用力呼气（呵气或 huff）组成。

（2）是一种快速但不用最大努力的呼气。

（3）中等强度吸气后的呵气，较久、较低沉，从外周气道清除分泌物。

（4）深吸气后的呵气，较短、较响亮，清除近端较大气道分泌物。

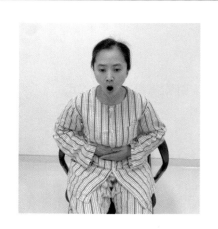

（二）注意事项

（1）1～2次呵气后必须暂停，进行呼吸控制（见图7-9）。

（2）分泌物清除困难者，在用力呼气前，循环两次胸廓扩张运动。

（3）手术后，用力呼气期间指导患者用手按压手术切口，以获得足够的呼气量，减轻疼痛。

有效呵气	无效呵气
• 嘴巴张开呈"O"型，保持声门开放 • 胸壁和腹部肌肉收缩 • 声音像叹气	• 半张口或几乎全闭口 • 不使用腹肌 • 听起来像嘶嘶声

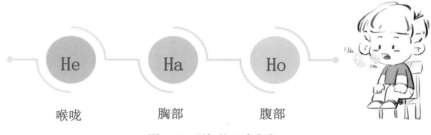

He 喉咙　　　Ha 胸部　　　Ho 腹部

图7-9　呵气的正确发音

第三节　体位引流

体位引流是指通过适当的体位摆放，使患者受累肺段内的支气管尽可能地垂直于地面，利用重力的作用使支气管内的分泌物流向气管，然后通过咳嗽技术排出体外的方法（见图7-10）。体位摆放的原则：病变部位放在高处，引流支气管开口于低处。

（一）操作流程

（1）准备引流床，医院的电动床、家庭普通床均可实施体位引流。

（2）准备枕头、靠枕2～3个。

（3）体位引流前，雾化吸入支气管扩张剂或黏液松解剂促进排痰。

（4）结合胸部 CT，听诊确定需要引流的肺叶部位。

（5）根据不同的引流部位进行体位摆放。

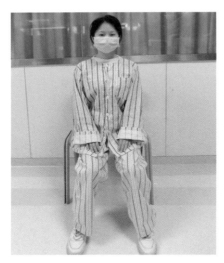

上叶尖段

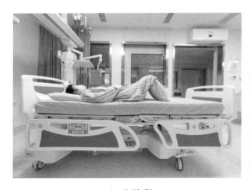

上叶前段

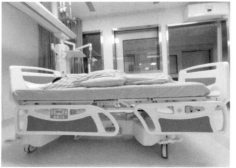

下叶背段

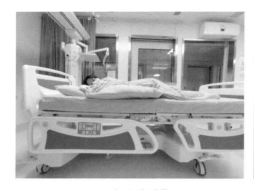

左上叶后段

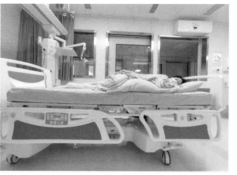

右上叶后段

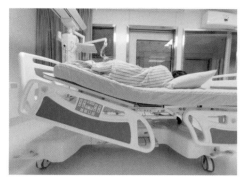

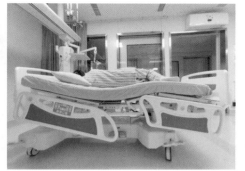

舌段   右中叶

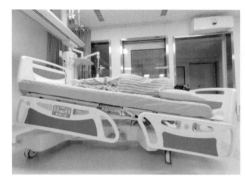

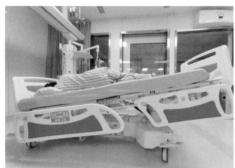

左下叶外基底段   右下叶外基底段

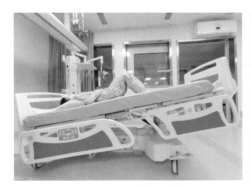

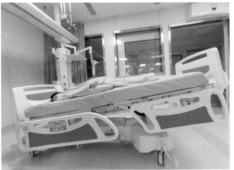

双下叶前基底段   双下叶后基底段

图 7-10 不同肺段体位引流图

（二）注意事项

（1）进餐后不宜立即实施体位引流，可选择餐前 1 ～ 2 小时或餐后 2 小时进行。

（2）每次单独进行体位引流的时长为 5 ～ 10 分钟，如果联合胸部扣拍和振动 3 ～ 5 分钟即可。

（3）多个部位引流总时间不得超过 30 ～ 45 分钟。

（4）实施体位前，应对气道进行充分的湿化、水化，使分泌物具有流动性。

（5）引流过程中患者如出现呼吸困难或头晕等不适，应立即停止引流。

第四节　胸部扣拍

通过胸壁到肺的能量波传送，松动分泌物并通过纤毛运动和咳嗽将分泌物移动到近端支气管。

（一）操作流程

（1）手动扣拍，准备薄毛巾覆盖扣拍部位皮肤。

（2）有条件者可准备辅助扣拍器具。

（3）患者病情如允许，可先将患者置于体位引流位。

（4）操作者把拇指和其他手指合并成杯状姿势，同时手腕、手臂和肩膀要保持放松。

（5）扣拍顺序由外向内，由下往上。

（6）扣拍的频率保持在每分钟 100 ～ 480 次。

（二）注意事项

（1）扣拍的声音应该是空的，而不是拍击的声音。

（2）扣拍的力度适宜，力度大不一定有效。

（3）扣拍宜在餐后 2 小时至餐前 30 分钟进行，以避免呕吐。

（4）扣拍时避开脊柱、心脏、乳房和肾区。

第五节　振动与摇动

振动是温和、高频的，通过对胸壁施加压力时上肢的持续共同收缩传递产生的振动力，增强纤毛清除能力，促进分泌物转运。

摇动与振动的应用类似，也被称为"肋骨弹跳"，给胸壁提供一个并发的、压缩的力，见图7-11。

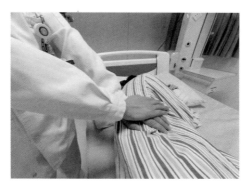

图7-11 振动与摇动

（一）操作流程

（1）患者处于适当的体位引流位置，操作者把手放在需要引流的肺叶上方。

（2）指导患者进行深吸气。

（3）振动：吸气末沿着肋骨正常运动方向，上肢轻柔而平稳的抖动来振动胸壁，振动的频率12～20Hz（12～20次/秒）。

（4）摇动：吸气末用缓慢（2次/秒）、有节律的弹动按压胸壁，摇动的频率为2Hz。

（二）注意事项

（1）振动、摇动只能在患者吸气末到呼气结束之间使用。

（2）施加的力不应使患者感到不适。

（3）患者合并肋骨骨折、高血压、支气管哮喘等疾病，需谨慎使用。

第六节 高频胸壁压迫

高频胸壁压迫（high Frequency chest wall compression，HFCWC）是指通过专用设备产生不同的气流速度，呼气流速＞吸气流速，使黏液从外周移动到中央气道排出。

作用机制：通过振荡气流改变黏液黏稠度，使分泌物松动；通过呼气和吸气之间的速度差产生剪切力，使分泌物移动。

（一）操作流程

（1）协助患者采取适宜的体位。

（2）穿带可充气背心（图7–12），松紧适宜。

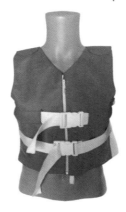

图7–12　可充气背心

（3）连接充气管。

（4）开机，设置脉冲频率，启动。

（二）注意事项

（1）使用中让患者发"1"的音，如果为"颤音"说明所设置频率适宜。

（2）坐位或站位均可进行。

（3）使用中指导患者短吸气，长呼气，利于痰液向中央气道移动。

（4）指导患者主动咳嗽，及时排出移动到大气道内的分泌物，避免气道阻塞。

（5）胸壁不稳定、无法改变体位、不稳定的深静脉血栓或肺动脉栓塞、未经引流的气胸、血流动力学不稳定、近期胸部外科手术或创伤、可疑或存在活动性咯血时禁用。

第七节　呼气期正压

呼气期正压（positive expiratory pressure，PEP）是指通过专用装置使呼气时产生一个作用力使气道在呼气期间开放，气体流经旁系通气系统，从而使塌陷的肺泡再膨胀，促进分泌物向更大的气道移动。

（一）操作流程

（1）患者取舒适体位。

（2）根据治疗需要，调节合适的阻力。

（3）深吸气后屏气3秒。

（4）持续缓慢吹气。

（二）注意事项

（1）该技术仅用于可深呼吸并产生足够高的呼气流量的患者。

（2）未经引流的气胸、血流动力学不稳定、颅内压增高、近期颌面外科手术或创伤、可疑或存在活动性咯血、鼓膜破裂时禁用。

第八节　振荡呼气正压

振荡呼气正压（oscillatory positive expiratory pressure, OPEP）是指应用特殊装置，产生振动的气流使黏滞的分泌物松动，通过呼气时产生的正压扩张气道，将松解的分泌物自下而上推入上部的大气道，利于分泌物的咳出。目前临床常用的装置有呼吸康复排痰阀，又称PEEP阀（图7-14）、Flutter（图7-15）、 Acapella、物联网康复设备。

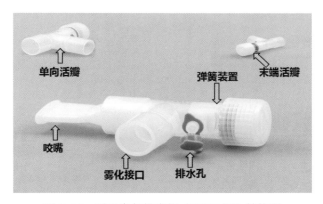

图7-14　呼吸康复排痰阀（PEEP阀）结构图

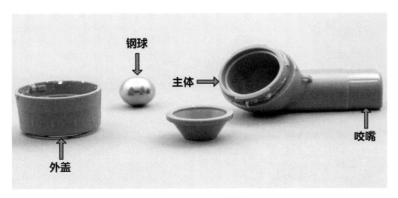

图 7-15 Flutter 结构图

1. 操作流程

呼吸康复排痰阀（PEEP）操作流程见表 7-2。

表 7-2 振荡呼气操作流程

第一步	向患者解释操作的目的，说明装置的使用方法	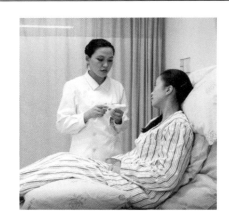
第二步	根据患者情况，旋转尾部旋钮，设置合适的阻力大小，从红区到绿区的阻力范围为 5 ~ 35 cmH₂O	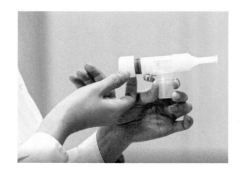

续表

第三步	指导患者进行装置的使用（吸气、屏气 3 秒、持续吹气）	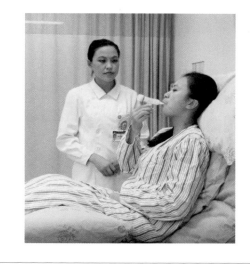
第四步	指导患者呵气、咳嗽，排出气道分泌物	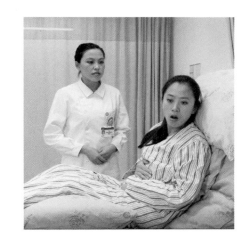

（二）注意事项

（1）使用中根据患者吹气情况，及时调整适宜的阻力。

（2）使用装置时，微抬下颌，并双唇包紧口含嘴，吹气时注意舌头不能抵住口含嘴。

（3）每日训练 2 ~ 3 次，每次至少 50 个呼吸周期。

（4）每 5 个呼吸周期需要主动咳嗽，休息一下，以免过度通气、头晕等。

（5）如呼吸训练器排痰作业期间发出尖锐声音、没有振荡，提示呼吸肌力量稍弱，需加强呼气力量的锻炼。

（6）如果呼气期间呼气单向阀无法打开提示呼气肌肉力量不能克服弹簧的阻力，需要减少阻力直到能突破呼气单向阀为止。

1. 操作流程

Flutter 操作流程见表 7-3。

表 7-3　Flutter 操作流程

第一步	向患者解释操作的目的，说明装置的使用方法	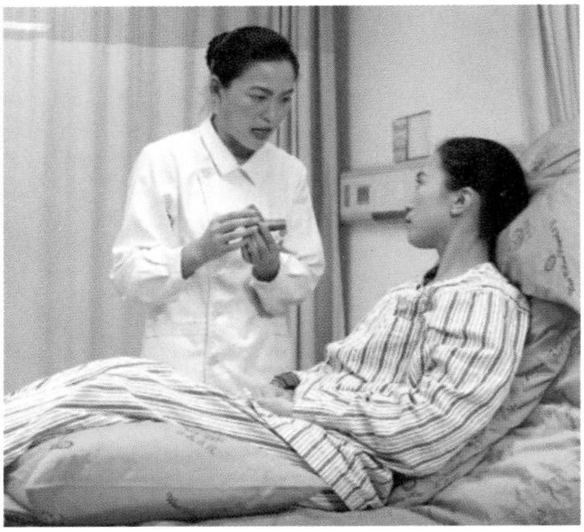
第二步	协助患者采取适宜的体位（直立坐位）	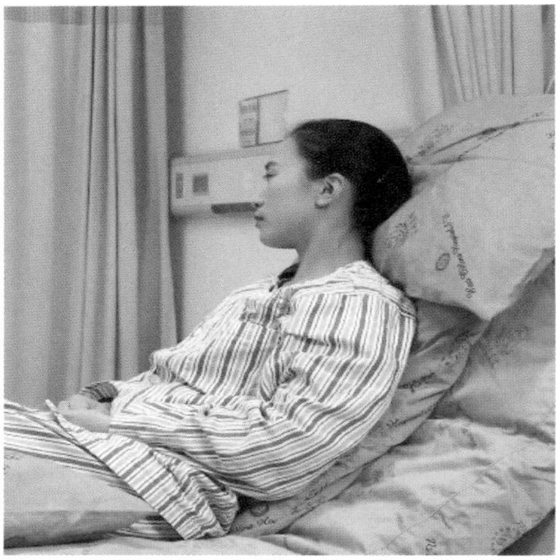

续表

第三步	指导患者进行装置的使用（吸气、屏气3秒、持续吹气） 第一阶段：移动、松动黏液 ①缓慢吸气，不完全充满肺 ②屏住呼吸2～3秒 ③放入Flutter，调整倾斜角度，两颊保持紧张，呼气，不完全排空肺 ④重复5～10次，进入第二阶段 第二阶段：排出黏液 ①缓慢吸气，完全充满肺 ②屏住呼吸2～3秒 ③放入Flutter，调整倾斜角度，两颊保持紧张，有力的尽可能完全呼气 ④重复1～2次，开始咳嗽或呵气	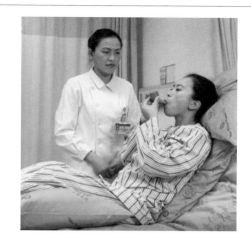 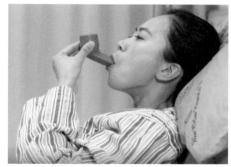
第四步	指导患者呵气、咳嗽，排出气道分泌物	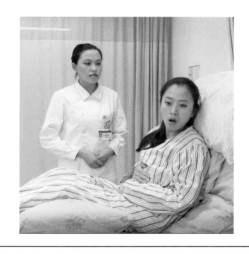

（二）注意事项：

（1）患者需采取直立坐位。

（2）勺体向上倾斜与水平面呈 30° 夹角。

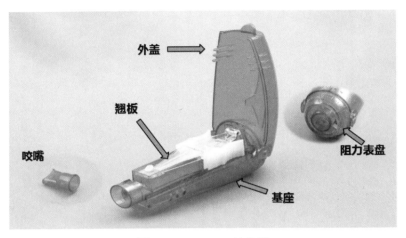

图 7-16　Acapella 结构图

（一）操作流程

Acapella 操作流程见表 7-4。

表 7-4　Acapella 操作流程

第一步	向患者解释操作的目的，说明装置的使用方法	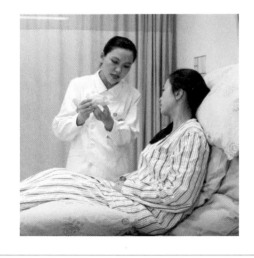

续表

第二步	根据患者情况，设置合理的阻力大小，阻力范围 0 ~ 30 cmH$_2$O	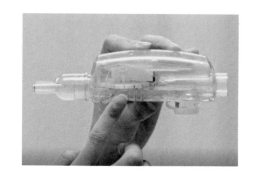
第三步	指导患者进行装置的使用（吸气，屏气 3 秒，持续吹气）	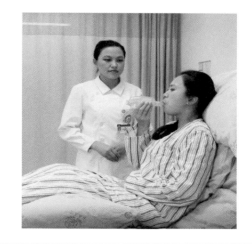
第四步	指导患者呵气，咳嗽，排出气道分泌物	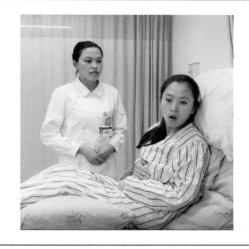

（二）注意事项

1. 深吸气 1 秒，屏气 2 ~ 3 秒，持续呼气 3 ~ 4 秒。

2. 每日可完成 3 组，每组 10 ~ 20 次。

3. 患者体位不受限制，取舒适体位即可。

第九节　肺内叩击通气

肺内叩击通气（intrapulmonary percussive ventilation, IPV）是指经专用设备提供脉冲式气道正压，在气道内产生叩击振荡，促进气道分泌物松动、排出，有利于增加纤毛黏液系统的清除功能。作用机制：吸气时，注入短而快的脉冲气流，呼气过程维持呼气正压。

注意事项：

（1）不推荐在辅助 / 控制或控制通气模式下使用。

（2）可在关闭压力支持的 P–SIMV，V–SIMV 或持续气道正压中使用。

（3）PEEP 保持不变，保持驱动压力恒定（15 cmH$_2$O），脉冲频率每隔 5 分钟在一般与强之间切换 1 次，每次治疗维持 20 分钟。

（4）未经引流的气胸、血流动力学不稳定、颅内压增高、近期颌面外科手术或创伤、可疑或存在活动性咯血、鼓膜破裂时禁用。

（5）间歇期进行咳嗽指导或气道内吸引。

（蒋丽、万群芳、郑宋浩）

参考文献

[1] 中国病理生理危重病学会呼吸治疗学组 . 重症患者气道廓清技术专家共识 [J]. 中华重症医学电子杂志 ,2020,06(03):272-282.

[2] Donna Frownfelter, Elizabeth Dean. 心血管系统与呼吸系统物理治疗证据到实践 [M]. 郭琪 , 曹鹏宇 , 喻鹏铭 , 译 . 北京 : 北京科学技术出版社 ,2017.

[3] 郑则广 . 呼吸康复手册 [M]. 北京 : 人民卫生出版社 , 2022

[4] [意] 恩里科 • 克利尼 . 呼吸康复教程 [M]. 王辰 , 译 . 北京 : 人民卫生出版社 ,2019.

第八章

肺扩张训练

肺扩张训练是通过增加患者跨肺压，增加肺容量，使肺部或胸部扩张。肺容量减少的原因可能在肺内或肺周围结构，常见于弥漫性肺不张、上腹部外科手术后并发症（包括肺不张、肺炎和呼吸衰竭）或局限于肺的特定区域，产生肺段性、大叶性甚至全肺萎陷。低肺容量导致的问题是肺顺应性降低，弥散效率减少和通气/灌注（V/Q）比降低，牵拉气道扩张的肺泡表面张力减少，气道狭窄从而增加气道阻力，这些因素状会增加呼吸困难和减少运动耐力。肺扩张技术可分为以下六类，所有的治疗技术均有一个共同的目标即增加功能残气量（functional residual capacity，FRC），正常人约为3L。FRC也代表呼吸周期中肺组织弹性反冲和胸壁向外扩张两者平衡相等的点，包含了深吸气、呼气动作。肺扩张训练技术包括深吸气/指导咳嗽、激励式肺量计、无创通气、呼气正压与振荡呼气正压、呼吸训练、胸廓扩张训练。本章重点介绍深吸气/指导咳嗽、激励式肺量计、胸廓扩张训练。

第一节　深吸气/指导咳嗽

深吸气可以让肺部达到最大程度的膨胀，周期性的深呼吸可以防止呼吸道闭塞，同时诱发咳嗽。咳嗽是呼吸系统的防御功能之一，但无效咳嗽只会增加患者痛苦和消耗体力，并不能真正维持呼吸道通畅（如慢性阻塞性肺疾病患者多数咳嗽的呼气量小，不能产生排痰作用，反而消耗体力），有效的咳嗽是通过特殊的呼吸方法诱发咳嗽，将气道远端的分泌物有效排出。有效咳嗽分以下四个步骤，即刺激—吸气—屏气—咳出（见表 8-1）。

（一）操作流程

表 8-1　深吸气 / 指导咳嗽操作流程

第一步	咳嗽前先深吸气，以达到必要的吸气容量	 **吸气**
第二步	屏气片刻，身体稍前倾，两臂屈曲两肘部轻轻向下肋部加压	 **屏气(声门关闭)**

续表

第三步	突然咳嗽时腹壁内陷，连续咳嗽 2 ~ 3 声，停止咳嗽后缩唇将余气尽量吐尽，休息片刻，准备再做下一次咳嗽动作	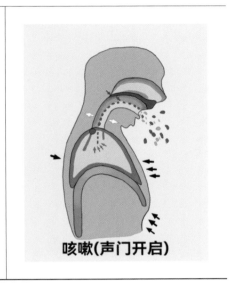 咳嗽(声门开启)

（二）注意事项

（1）避免阵发性咳嗽，连续咳嗽 3 声后应注意平静呼吸片刻。有脑血管破裂、栓塞或血管瘤病史者应避免用力咳嗽。

（2）根据患者体形、营养状况、咳嗽的耐受程度，合理选择咳嗽训练的方式、时间和频率。咳嗽训练通常安排在患者进餐前 1 ~ 2 小时或餐后 2 小时，持续鼻饲患者咳嗽训练前 30 分钟应停止鼻饲。

（3）检查患者胸腹部有无伤口，并采取相应的措施，避免或减轻因咳嗽而加重伤口的疼痛。可轻轻按压伤口部位，亦可用枕头按住伤口部位，以抵消或减轻咳嗽引起伤口局部的牵拉和疼痛。

第二节　激励式肺量计

激励式肺量计（incentive spirometer, IS）（图 8-1）作为理疗的辅助手段，经常在胸外科手术后使用。胸外科术后并发症发生率高达 15% ~ 40%。众所周知，由于术中高浓度吸氧和全身麻醉方式导致肌张力降低，肺不张的发生率较高，并且可以持续数天；肺不张导致分泌物潴留和通气不足，两者均可导致术后肺部并发症的发生。持续深呼吸可复张塌陷的肺泡，并恢复胸外科患者的术前肺功能。

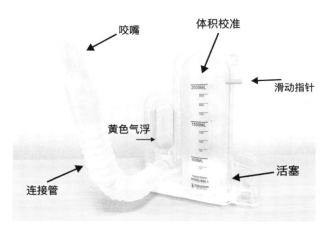

图 8-1 容量型激励式肺量计

（一）操作流程

（1）容量型激励式肺量计：指导患者将设备保持在直立位置，正常呼气，然后嘴唇紧紧包住咬嘴，尽可能深而慢地吸气，使活塞移动，见表 8-1。

表 8-2 激励式肺量计操作流程

第一步	将折叠软管的一端连接到过滤器，另一端接上咬嘴。	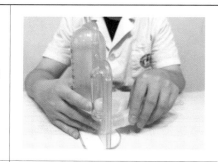
第二步	平静呼出肺内气体，含住吸气 U 型咬嘴，并用双唇包紧以防止吸气时空气外溢。慢速、持续吸气，保持流量指示球在标识位置，白色活塞缓慢提升，尽量使白色活塞升到目标刻度，当不能再吸入更多气体时，保持吸气状态停顿 2 ～ 3 秒，检查活塞达到的刻度。待白色活塞下降至底部，松开吸管，平静呼吸。	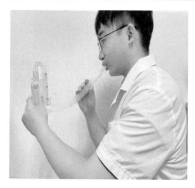

注意：目标容量的设置和锻炼时需遵循医嘱。

（2）流量型激励式肺量计（图8-2）：指导患者将设备保持在直立位置，正常呼气，然后嘴唇紧紧包住咬嘴，缓慢吸气，要求患者产生特定的吸气流量，以升高1～3个塑料球（取决于型号）。当患者吸气时，在器械内部产生负压，球开始上升。

流量型激励式肺量计操作流程见表8-3。

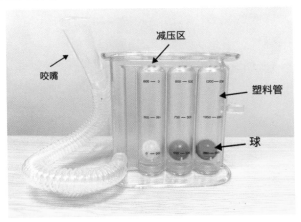

图8-2 流量型激励式肺量计

表8-3 流量型激励式肺量计操作流程

第一步	将折叠软管的一端连接到过滤器，另一端接上咬嘴。	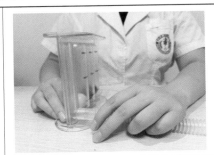
第二步	呼气训练：缓慢深吸气至极限，然后含住咬嘴逐渐加速呼气，尽可能使三球上升直至落下。	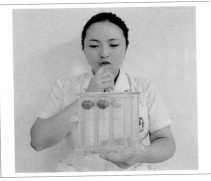

吸气训练：缓慢深呼气至极限，然后含住咬嘴逐渐加速吸气，尽可能使三球上升直至落下。

注意：需要在医生指导下调节训练次数。

（二）注意事项

（1）适应证：有肺扩张不全的表现，预防肺扩张不全（接受腹部/胸腔手术/慢阻肺患者施行手术），限制型肺部疾病，膈肌功能障碍。

（2）禁忌证：无法接受教导或无法正确使用 IS（激励式肺量计）者，因疼痛、阿片类镇痛药无法有效深呼吸的患者，肺活量＜10 ml/kg 或肺活量＜预测正常值的 33%，以至于不能产生足够的吸气量的患者。

（3）气管切开造瘘者如需使用该装置，须有合适的接合管与 IS 连接。

（4）建议每小时做 5 ～ 10 次（2 次吸气间隙应平静呼吸片刻），但必须视患者具体情况而定。

（5）使用 IS 后，须平静呼吸一会，避免过度通气。

（6）术后患者使用时可用手按压伤口，以免牵扯伤口周围肌肉，引起疼痛。

（7）练习循序渐进，早期可能效果不明显，但多次练习后，会有明显改善。

第三节　胸廓扩张训练

胸廓扩张训练有利于肺组织膨胀、扩张，促进胸廓运动，改善通气/灌注，有助于松动、移动过多的支气管分泌物，有助于呼吸肌群的训练。常用的方法有单侧低胸扩张训练、双侧低胸扩张训练、胸背部扩张训练、肺尖扩张训练、自我扩张训练（见表 8-4 ～ 8-7）。

（一）操作方法

表 8-4　单侧低胸扩张训练/双侧低胸扩张训练

体位：患者取半卧位或者坐位，治疗师或患者本人把手放在一侧或者双侧胸壁下缘（7 ～ 8 肋间），给予一定的压力

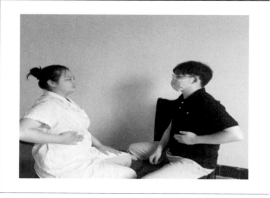

续表

训练模式：根据病情需要治疗师选择被动训练或主动训练模式	
呼吸：先呼气然后抗压（手适当用力按压胸壁），再进行充分吸气，吸气后保持3秒扩张胸壁，然后放松，进行呼气调整呼吸	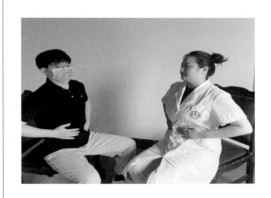

表8-5 胸背部扩张训练

体位：患者取坐位，治疗师在患者背面将双手放在患者背部胸壁下缘（7～8肋），给予一定的压力。	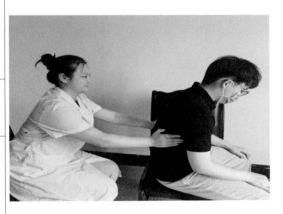
训练模式：选择被动训练（需要治疗师协助）。	
呼吸：先呼气，治疗师双手同时对患者胸背部进行抗压（手适当用力按压胸壁），再充分吸气，吸气后保持3秒扩张胸壁，然后放松，进行呼气调整呼吸。	

表 8-6　肺尖扩张训练

1. 姿势：患者取半卧或者坐位，治疗师或患者本人把手放在一侧胸壁上缘（2～3肋间），给予一定的压力。 2. 模式：根据病情需要治疗师选择被动训练、主动训练。 3. 呼吸：先呼气，治疗师或患者本人同时进行抗压（手适当用力按压胸壁），再充分吸气，吸气后保持3秒扩张胸壁，然后放松，进行呼气调整呼吸。	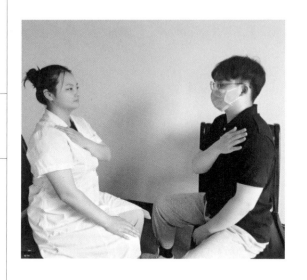

表 8-7　自我扩张训练

姿势：患者取坐位，自行通过弹力带等有弹性的锻炼器材，将弹力带放在胸背部位（6～7肋间）上，给予一定的压力。	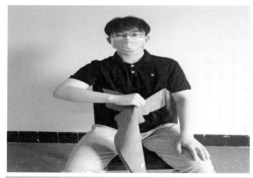
呼吸：患者先呼气，患者本人通过拉弹力带抗压，再充分吸气，吸气后保持3秒扩张胸壁，然后放松，进行呼气调整呼吸。	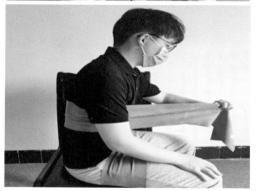

（二）注意事项

训练时出现呼吸困难、胸闷、心悸、头晕、视物模糊等不适，请暂停训练，立即休息，必要时请及时就医。

（雷志英、戴琴、郑宋浩）

参考文献

[1] Donna Frownfelter, Elizabeth Dean. 心血管系统与呼吸系统物理治疗证据到实践 [M]. 郭琪 , 曹鹏宇 , 喻鹏铭 , 译 . 北京 : 北京科学技术出版社 ,2017.

[2] Faarc, Kacmarek Robert PhD Rrt, et al. Egan's Fundamentals of Respiratory Care[J]. 12th ed., Mosby, 2020.

第九章 呼吸肌肌力训练

呼吸是机体与外界环境之间的气体交换过程。正常人平静呼吸时，吸气是膈肌或肋间外肌主动收缩，呼气是膈肌或肋间外肌舒张，胸廓和肺自身弹性回位的被动过程。用力呼吸时除膈肌和肋间外肌，辅助吸气肌和呼气肌也参与呼吸运动。

呼吸肌功能障碍表现为呼吸肌疲劳和呼吸肌无力。呼吸肌疲劳是指肌肉在负荷下活动而导致其产生力量和（或）速度的能力下降，这种能力的下降可以通过休息而恢复；呼吸肌无力是指肌肉在呼吸肌负荷正常时已发生收缩力量下降，休息不可使之逆转。

呼吸肌训练可增加患者呼吸肌（包括吸气肌、呼气肌、辅助呼吸肌）的肌力和耐力，提高承受呼吸肌负荷的能力及运动耐量，减轻呼吸困难指数，提高生活质量。呼吸肌训练应基于患者基础疾病及具体病情选择不同的训练方式及强度，常见的训练方式包括腹式呼吸训练、缩唇呼吸训练、全身呼吸操和借助呼吸训练器进行训练。呼吸肌的本质是骨骼肌，训练骨骼肌的原则是：要有足够的抗阻负荷、足够的负荷刺激肌肉力量的增长，在足够的负荷下肌肉做重复的收缩（训练），让肌肉达到一定程度的疲劳，产生超量的恢复，让呼吸肌的肌力恢复到初始的力量以上。

第一节 呼吸肌功能的测定

呼吸肌训练是在准确进行呼吸肌评估的基础上开展，呼吸肌功能的测定包括呼吸肌力量测定、呼吸肌耐力测定。呼吸肌肌力是指呼吸肌最大收缩所产生的力量。呼吸肌耐力是指呼吸肌肉维持一定的力量或做功时，对疲劳的耐受性。

测量吸气肌肉力量的主要指标：最大吸气压、跨膈压、最大跨膈压、颤搐性跨膈压、颤出外源性刺激诱发的压力；测定呼气肌肉力量的主要指标：最大呼气压。临床应用最广泛的是经口腔测量最大呼气压（maximal expiratory pressure，MEP）和最大吸气压（Maximal Inspiratory Pressure，MIP）。

（一）操作流程

1. 最大呼气压（MEP）的测试

在肺总量位（TLC），气道阻断时，用力呼气所测得最大并维持至少 1 秒的口腔压。它反映全部呼气肌的收缩能力。经口腔测量最大呼气压操作流程见表 9-1。

表 9-1　经口腔测量最大呼气压操作流程

第一步	患者坐在椅子上，最好没有靠背	
第二步	用鼻夹夹住鼻夹，口含住咬嘴	
第三步	让患者平稳且尽最大可能地深吸气	
第四步	尽可能用力地呼气，用最大可能呼尽所有气体	

最大呼气肌肌力参考值见表 9-2。（气道峰值平台压均值 ± 标准差，单位：cmH_2O）

表 9-2 最大呼气肌肌力参考值

PEmax	9 ~ 18 岁	19 ~ 49 岁	50 ~ 69 岁	> 70 岁
男性	170 ± 32	216 ± 45	196 ± 45	133 ± 42
女性	136 ± 34	138 ± 39	124 ± 32	108 ± 28

注：从肺总量位开始测试。

2. 最大吸气压（MIP）测试

最大吸气压（MIP）测试指在功能残气位（FRC）或残气位（RV），气道阻断时，用最大努力吸气测得最大并维持至少 1 秒的口腔压。它反映全部吸气肌的收缩能力。最大吸气压测试操作流程见表 9-3。

表 9-3 最大吸气压测试操作流程

第一步	患者坐在椅子上，最好没有靠背	
第二步	用鼻夹夹上鼻腔，口含住咬嘴	
第三步	平稳且尽最大可能地深呼气	
第四步	应尽全力地持续深吸气	

最大吸气肌肌力参考值见表 9-4。[气道峰值平台压均值（95%CI），单位：cmH_2O]

表 9-4 最大吸气肌肌力参考值

PImax	18 ~ 29 岁	30 ~ 39 岁	40 ~ 49 岁	50 ~ 59 岁	60 ~ 69 岁	70 ~ 83 岁
男性	128（116 ~ 140）	129（118 ~ 139）	117（105 ~ 129）	108（99 ~ 118）	93（85 ~ 101）	76（66 ~ 86）
女性	97（89 ~ 105）	89（85 ~ 94）	93（78 ~ 107）	80（75 ~ 85）	75（67 ~ 83）	65（58 ~ 73）

注：从肺残气位开始测试，呼气时间至少持续 1 秒。

最大吸气肌和呼气肌肌力参考值见表 9-5。（单位：cmH_2O）

表 9-5 最大吸气肌和呼气肌肌力参考值

PI_{max}（从肺残气位开始测量）= –176.03 ＋ 1.355× 年龄（岁）–30.66× 性别

R^2=0.40 LLN=71% 预计值

PE_{max}（从肺总量位开始测量）= 297–2.258× 年龄（岁）＋ 60.71× 性别

R^2=0.46 LLN=73% 预计值

性别：男 =1，女 =0

注：适用于 50 岁以上的人士。R2，方差；LLN，正常值下限。

（二）注意事项

（1）测量前检查是否有相对禁忌证，如未控制的高血压、尿失禁、腹股沟疝、近期手术或其他应避免高胸膜腔内压的病变。

（2）分别用残气量和肺活量测定最大吸气和呼气压力；为了避免胸壁和肺的回缩力导致的吸气肌压力，需要记录功能残气量的测量值（FRC）。

（3）圆形咬嘴中的洞大小约为 2 mm×15 mm，防止脸部肌肉收缩形成的高压而造成假性高值，漏气口较大会导致较低的值。

（4）如果使用具有不同漏气装置的设备，则必须使用不同的标准值。

（6）测试结果受性别、年龄、身高、体重和平时的运动习惯、受试者主观努力程度、检查者的解释和操作因素的影响，测试时应尽量减少主观因素影响。

第二节 缩唇腹式呼吸训练

缩唇呼吸、腹式呼吸训练可增加潮气量和肺泡通气量，提高气血交换率。

一、腹式呼吸

腹式呼吸是让横膈膜（膈肌）上下移动，吸气时横膈膜下降，把脏器挤到下方，呼气时横膈膜将会比平常上升。通过增加膈肌运动，使辅助呼吸肌更少地参与呼吸，提高通气效率，增加潮气量，降低功能残气量，改善肺泡的通气，促进 CO_2 排出，提高呼吸效率，使呼吸困难得到缓解。

（一）操作流程

腹式呼吸操作流程见表9-6。

表 9-6　腹式呼吸操作流程

第一步	患者取立位，体弱者亦可取坐位或半卧位	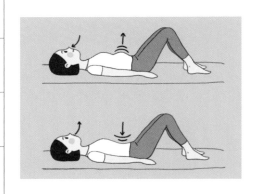
第二步	左右手分别放在腹部和胸前	
第三步	用鼻吸气，同时尽量挺腹	
第四步	用口呼气，同时收缩腹部，胸廓保持最小活动幅度	

（二）注意事项

（1）吸气时移动腹壁，同时控制胸腔的运动。

（2）吸气时间与呼气时间比为 1 ：2；每天训练 3 ～ 4 次，每次 15 ～ 30 分钟，每分钟 7 ~ 8 次。

（3）对于已有胸部力学改变的患者，腹式呼吸会增加呼吸功，适得其反，因此腹式呼吸不适合此类患者。

二、缩唇呼吸

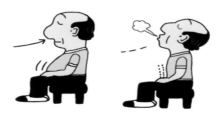

图 9-1 缩唇呼吸

缩唇呼吸（图 9-1）是经鼻腔吸气，经口腔呼气，呼气时口唇缩紧，像吹口哨一样，在 4 ~ 6 秒内将气体缓慢呼出。此呼吸方式可保持气道内正压，避免气道塌陷，改善肺通气，减少动态充气，减少呼气末肺容积，延长呼吸周期，降低呼吸频率，增加潮气量，促进 CO_2 排出，降低氧耗，改善缺氧症状及通气血流比例的失调，减少肺泡残气量，利于气体交换，改善呼吸困难。

（一）操作流程

缩唇呼吸操作流程见表 9-7。

表 9-7 缩唇呼吸操作流程

第一步	用鼻吸气	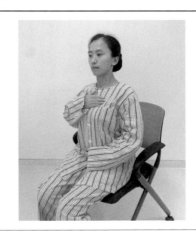

续表

第二步	用嘴呼气，半张口主动且持续的呼气	
第三步	呼气过程嘴唇收缩呈吹哨状缓慢呼气	

（二）注意事项

（1）吸气时间与呼气时间比为 1∶2；每天训练 3～4 次，每次 15～30 分钟。

（2）放松、缓慢、延长、有控制地呼气，尽可能延缓呼气流速，延长呼气时间。

（3）放松颈部和肩部肌肉。

（4）鼻吸气时保持嘴唇关门避免深吸气。

（5）呼气时如果嘴唇难以放松，可以尝试发出"SSS"的声音。

（6）自发地呼气，导致颈部和口唇部肌肉组织紧张，产生的压力会将这项技术的效果和缓解的呼吸困难抵消。因此不刻意教患者使用这种呼吸模式，如果患者自我应用这种方式能减轻呼吸困难，是被允许的。

第三节　器械辅助呼吸肌训练

腹式和缩唇式呼吸能间接改善呼吸功能，增加吸气肌负荷使吸气肌力量和耐力增加，强化携氧能力。要从根本上改善呼吸功能，建议借助呼吸训练器进行吸气肌训练或呼气肌训练。目前，被证实有效的吸气肌训练方法有目标流阻负荷、机械阈值负荷、渐减式流阻负荷。

一、目标流阻负荷呼吸训练器

目标流阻负荷呼吸训练器（图9-2）利用流速驱动产生压力。气流通过不同大小孔径产生压力，孔径越小，阻力越大。流速足够快，就能产生足够大的压力，所以是受流速驱动的，同样的孔径，流速减小，产生的压力也会减小。因此受努力程度及流速的影响非常大，阻力变化大，压力不恒定且不能量化；但可以提供视觉反馈。

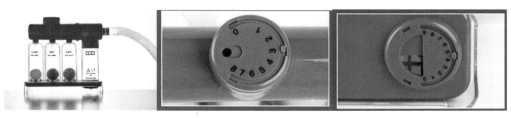

图 9-2 目标流阻负荷呼吸训练器

（一）操作流程

使用目标流阻负荷呼吸训练器进行呼吸训练的操作流程见表9-8。

表 9-8 目标流阻负荷呼吸训练操作流程

第一步	呼气阀打开，吸气阀关闭	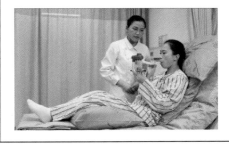
第二步	使用调节流量杆调节至所需档位	
第三步	含住咬嘴，深吸一口气，用力呼气，维持3～5秒	

使用目标流阻负荷呼吸训练器进行吸气训练的操作流程见表9-9。

表 9-9 目标流阻负荷吸气训练操作流程

第一步	吸气阀打开，呼气阀关闭	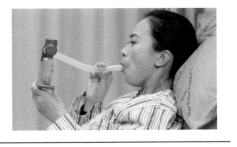
第二步	使用调节流量杆调节至所需档位	
第三步	含住咬嘴，深呼一口气，用力吸气，维持3～5秒	

（二）注意事项

（1）呼气阀有 0 ~ 8 档，9 个档位可调节；吸气阀有 0 ~ 9 档，10 个档位可调节；

（2）档位越高，阻力越大；

（3）吸气训练及呼气训练均可从 0 档开始，逐渐增加档位。

（4）能将三个球同时吸起或吹起并维持 3 秒钟即可增加一个档位。

（5）训练频率：5 ~ 30 分钟 / 次，1 ~ 3 次 / 天，5 ~ 7 天 / 周。

二、机械阈值负荷呼吸训练器

机械阈值负荷呼吸训练器见图 9-3。压力驱动，克服弹性负荷阈后对抗恒定负荷。机械阈值负荷中，在产生吸气气流之前，首先需要克服弹性负荷阀（等张阈值负荷）产生的已知的固定阻力，在克服了这个阈值负荷之后，对抗恒定负荷的吸气才能完成。

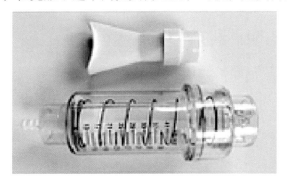

图 9-3　机械阈值负荷呼吸训练器

（一）操作流程

机械阈值负荷呼吸训练见表 9-10。

表 9-10　机械阈值负荷呼吸训练

第一步	转动活动调节杆，旋转至目标压力	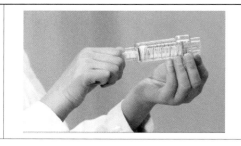

续表

第二步	夹上鼻夹，含住咬嘴	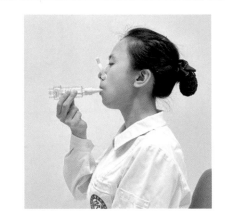
第三步	先吐气，然后紧闭双唇，深吸气	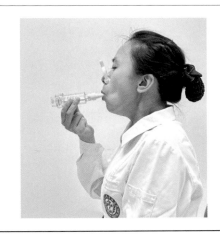

（二）注意事项

（1）吸气压力达到阈值时吸气阀开放，完成吸气。

（2）若产生的压力不足，吸气阀不开，训练则无法完成。

（3）呼气时不要将呼吸训练器从口中移开。

（4）训练：持续时间为30分钟，间歇训练；频率为4～5次/周；强度为起始负荷30%MIP，每周递增5%，直到增加至60%MIP，进行维持训练。

三、渐减式流阻负荷呼吸训练器

渐减式流阻负荷呼吸训练器见图9-4。

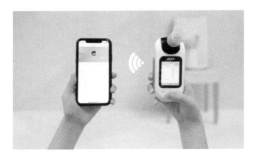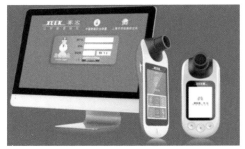

图 9-4　渐减式流阻负荷呼吸训练器

压力驱动，流速控制，同时包含目标流阻负荷与机械阈值负荷的优点。在克服流量非依赖的阈值负荷后，流量依赖的渐减式流阻的阻力在吸气时随之下降，并适应呼吸系统的压力容量关系，允许在更高的训练阻力下，仍保持充分的吸气容量。

（一）操作流程

渐减式流阻负荷呼吸训练表见 9-11。

表 9-11　渐减式流阻负荷呼吸训练

第一步	开机	
第二步	选择训练模式	

续表

第三步	选择吸气训练	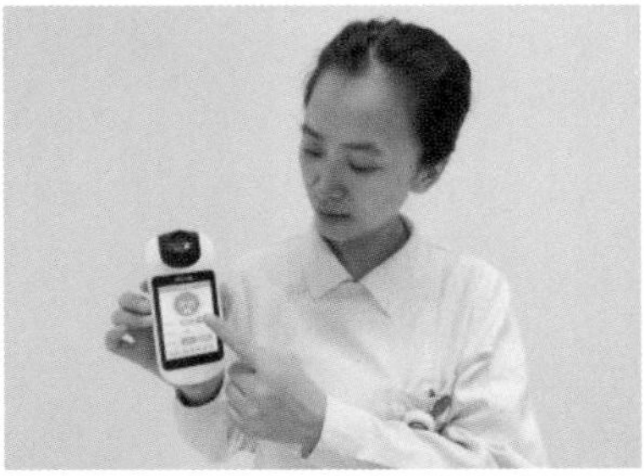
第四步	调节目标压力	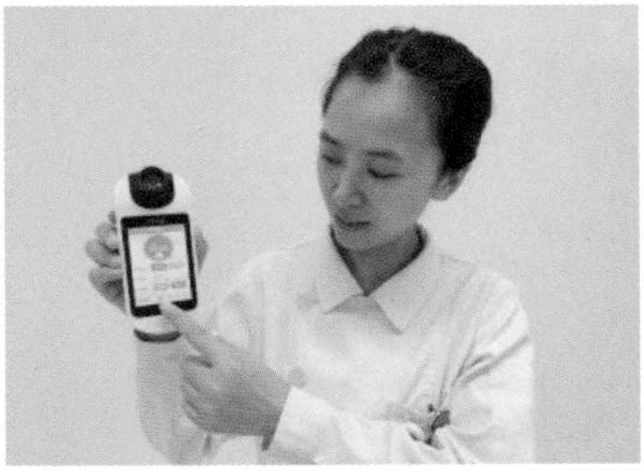
第五步	吐气	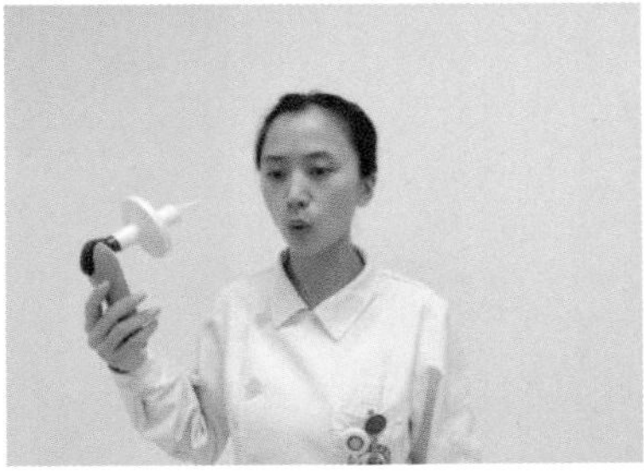
第六步	含住咬嘴，紧闭双唇，深吸气	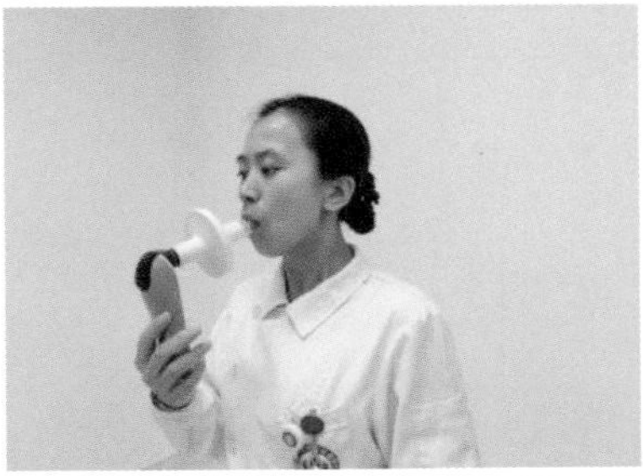

（二）注意事项

（1）呼气时不要将呼吸训练器从口中移开。

（2）不同患者需更换过滤器及咬嘴。

（3）训练：持续时间为30分钟，间歇训练；频率为每周4 ～ 5次；强度为起始负荷30% ～ 50%MIP，每周递增5%，直到增加至60%MIP，进行维持训练。

四、体外膈肌起搏

体外膈肌起搏（external diaphragm pacer, EDP） 是一种被动式的呼吸肌锻炼方法，通过体表电极片对膈神经进行低频脉冲电刺激，使膈肌规律地收缩及舒张、膈肌移动度增加，进而增加通气量，促进肺内 CO_2 排出，并逐步恢复患者的膈肌功能。

（一）适应证

（1）排痰困难。

（2）脱机／拔管困难。

（3）脱氧困难。

（4）呼吸困难。

（5）顽固性呃逆。

（二）禁忌症

（1）气胸；

（2）活动性肺结核。

（3）安装心脏起搏器者。

（三）操作流程

体外膈肌起搏操作流程见表 9–12。

表 9–12　体外膈肌起搏操作流程

第一步	清洁皮肤和贴片	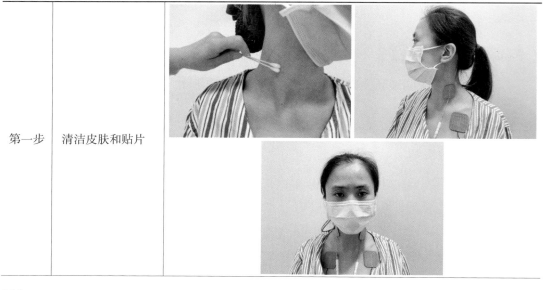

续表

第二步	连接导线和电极片，开机	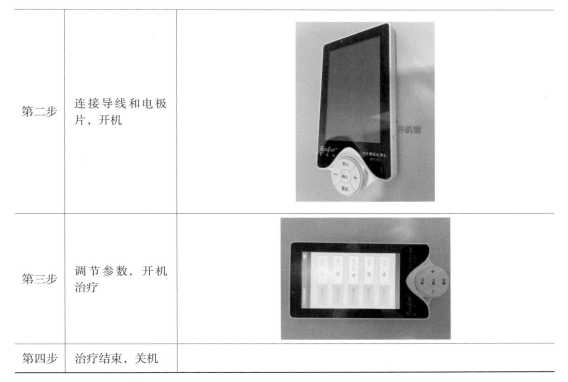
第三步	调节参数，开机治疗	
第四步	治疗结束，关机	

（四）注意事项

1.清洁皮肤和贴片

用清水或酒精清洁贴片处皮肤，待风干后贴电极片。

2.粘贴位置

（1）小电极片：贴于胸锁乳突肌外缘下 1/3 的位置，如图 9-5。平视前方，转头，确定胸锁乳头肌。头部转正，沿胸锁乳突肌的走行，将小电极片贴于肌肉外缘下 1/3 的位置。膈神经走形于胸锁乳突肌外侧缘，在肌肉外缘中下 1/3 交界处最为表浅。

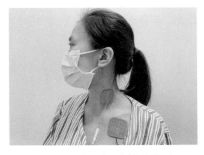

图 9-5 小电极片粘贴位置

（2）大电极片：贴于锁骨中线、第二肋间平胸骨角，亦可通过锁骨下三横指的方法简单定位第二肋间（图9-6）。

如患者有心脏疾患，建议将左侧大电极片稍外移。

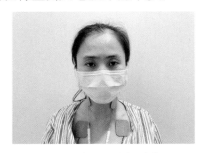

图9-6　大电极片粘贴位置

（3）建议大、小电极片之间的距离＞1cm。

3. 使用方法

①主机连接导线和电极片，开机

一条导线连接同侧的小电极片和大电极片，不得交叉连接。

②调节参数，开始治疗

旋转拨轮至各参数模块，进行调节。

③按确认键，开始治疗，进入倒计时。

④治疗结束，关机。

4. 治疗

起搏次数：9次/分钟，40 Hz，0单位，每天1～3次，每次15～30分钟。

（阳绪容、蒋丽、邓青芳）

参考文献

[1] Donna Frownfelter, Elizabeth Dean. 心血管系统与呼吸系统物理治疗证据到实践 [M]. 郭琪, 曹鹏宇, 喻鹏铭, 译. 北京：北京科学技术出版社, 2017.

[2] (荷) 瑞克·考斯林克. 慢性呼吸系统疾病物理治疗工作手册 [M]. 魏为利, 喻鹏铭, 董碧蓉, 译. 北京：北京科学技术出版社, 2012.

[3] (意) 恩里科·克利尼. 呼吸康复教程 [M]. 王辰, 译. 北京：人民卫生出版社, 2019.

[4] 席家宁, 姜宏英. 实用呼吸与危重症康复病例精粹 [M], 北京：清华大学出版社, 2020.

[5] 李为民, 刘伦旭. 呼吸系统疾病基础与临床 [M], 北京：人民卫生出版社, 2017.

第十章 呼吸康复运动

【概述】

呼吸系统疾病患者进行科学的运动训练可以改善呼吸困难、呼吸肌功能、心功能、四肢肌功能、运动耐力，有益于疾病的恢复。运动训练包括上下肢的肌力训练（尤其是下肢）、有氧运动等。

运动训练强度可以通过运动能力、年龄、肺功能、运动中的氧饱和度几个方面来确定，对于病情较严重、年龄较大的患者来说运动训练的风险是需要把控的。运动训练的绝对禁忌证包括：近期心电图显示有严重的心肌缺血、急性心肌梗死或其他急性心脏事件、不稳定型心绞痛、可引起症状或血流动力学改变的未控制的心律失常、严重的有症状的主动脉狭窄、未控制的有症状的心力衰竭、急性肺栓塞、急性心肌炎或心包炎、怀疑或已知动脉瘤破裂、急性全身感染，伴发热、全身疼痛或淋巴结肿大。

第一节 运动体适能训练

一、准备阶段：热身（拉伸）

热身阶段是指在进行运动之前，通过较轻的活动量先行活动肢体、关节，为训练做准备，调节机体的生理、生物力和生物能，使它们可以适应训练课中体能训练的需要。热身的重要性在于可以将运动训练的损伤风险降到最低。

1.颈部拉伸

如图10-1所示，坐位或站位，缓慢将头偏向左侧的肩膀，在此体位保持10秒钟，重复3次，再交替另一侧。缓慢将头后仰，再缓慢低头，各保持10秒钟，交替做3次。最后头部做环转运动，从左向右转三圈，再反方向做同样动作，注意调整好呼吸节律，放松肩膀，避免耸肩。

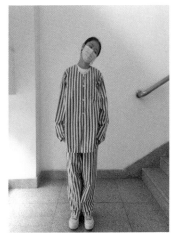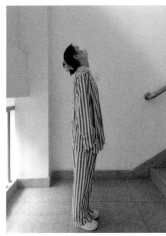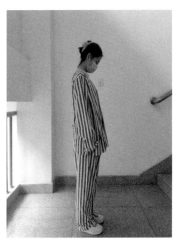

图10-1　颈部拉伸

2.肩部环转

如图10-2所示，双脚并拢或稍分开站立，肘关节屈曲，双手轻轻搭在两侧的肩膀上，上肢缓慢向前环转5次，再向后环转5次。

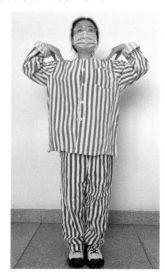

图10-2　肩部环转

3.躯干的拉伸、旋转

如图 10-3 所示，坐在椅子上，双手抱于胸前，随后肩膀向左后转身，保持骨盆不动，保持 10 秒钟，重复 3 次；再交换另一侧。

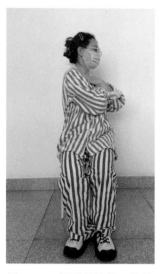

图 10-3　躯干的拉伸、旋转

4.肩部拉伸

如图 10-4 所示，站立位将双上肢伸向背后并充分伸展，双手合十，保持 10 秒，重复 3 次。轻轻地用另一只手托住肘部，直到肩部有牵拉感，保持 10 秒钟，重复 3 次；再交换另一侧。

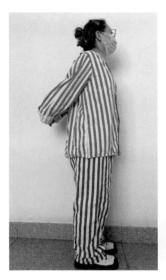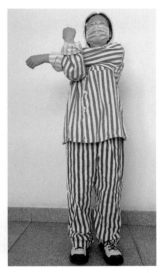

图 10-4　肩部拉伸

5.胸廓侧屈

如图 10-5 所示，坐位、站位均可，左手置于腰间，右侧上肢前屈举过头顶，随后身体偏向左侧，直至右侧胸、腰间的肌肉有紧绷或拉伸感，保持不动，维持 10 秒钟，重复 3 次；再交换另一侧。

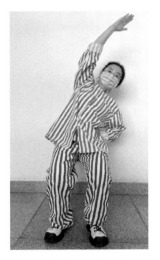

图 10-5　胸廓侧屈

6.髋关节拉伸

如图 10-6 所示，左脚在前，右脚在后，左膝关节屈曲，右膝关节伸直，注意膝盖不要超过脚尖，原地弓步压腿顶髋，髋关节中立位，躯干与地面垂直，保持 10 秒钟，做 3 次；再换另一侧。

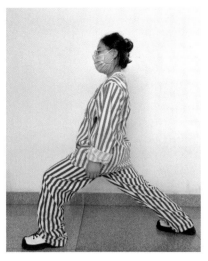

图 10-6　髋关节拉伸

7.踝关节环绕

如图10-7所示，一条腿支撑，另一条腿屈膝，脚尖点地，向左右绕环15～20圈，然后换另一只脚。注意环绕时动作要缓慢，保持脚踝稳定。

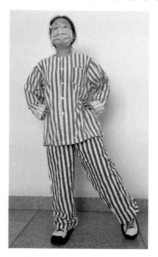

图10-7 踝关节环绕

热身结束后在安全区域进行来回地步行3分钟，以让身体提前适应接下来的训练，对于身体素质较好的患者可以进行1分钟的原地踏步。

二、训练阶段（有氧训练、力量训练）

有氧训练是指中等强度的大肌群、节律性、依赖于时间的运动，以提高体适能训练的方法。通过反复的有氧训练，可提高全身耐力性运动能力和心肺功能，改善机体代谢。心血管疾病患者和慢性病患者有氧训练的主要方法包括踏阶训练、骑车、散步、慢跑、游泳等。

运动训练是呼吸康复计划的核心，患者进行有氧运动干预需要制订个性化的运动计划，包括训练持续的时间、频率，训练强度和训练方式。

（一）时间和频率

（1）运动频率：每周至少5天中等强度的有氧运动；每周至少3天大强度的有氧运动；每周至少3～5天的中等和较大强度相结合的运动。

（2）运动时间：每天至少30～60分钟（每周至少150分钟）的中等强度运动；每天至少20～60分钟（每周至少75分钟）的较大强度运动；每天至少20～60分钟中等和较大强度相结合的运动。

对于严重呼吸系统疾疾病患者，经常处于静坐或平卧状态，达不到推荐的运动时间，每天运动 20 分钟对身体也会有所帮助。对于需要管理 BMI 指数的患者，每天至少 60 ~ 90 分钟的运动。推荐的体力活动持续时间可以一次完成（即一次训练课），也可以通过一天中几次至少持续 10 分钟的活动累计完成。间歇性运动可以让患者更容易接受运动方案和能在更高的运动强度下做运动，这更能提升患者的体适能。

（二）运动强度

因个体差异，每个患者承受的运动强度是不同的，可以通过主观耐受程度和最大摄氧量（心肺功能运动试验）两种方法确定运动强度是否适宜。主观耐受程度：按照定制的运动处方直到患者出现中度、轻度的劳累或呼吸困难（气紧，即 Borg 呼吸评分 4 ~ 6 分，见表 10-1）。根据最大摄氧量决定训练强度更可靠，可用踏车测力计或 6 分钟步行试验检测。慢阻肺患者往往因气道通气功能受限而不能获得真实的最大氧耗量，可以采取折中法，即最初的训练处方采用 70% ~ 80% 最大氧耗量，然后用气促评分监测训练效果并对训练计划做相应的调整。

表 10-1 Borg 气促量表

分值	评分标准
0	一点儿也不觉得呼吸困难
0.5	极轻微的呼吸困难，几乎难以察觉
1	非常轻微的呼吸困难
2	轻度的呼吸困难
3	中度的呼吸困难
4	略严重的呼吸困难
5	严重的呼吸困难
6	5 ~ 7
7	非常严重的呼吸困难
8	7 ~ 9
9	非常非常严重的呼吸困难
10	极度的呼吸困难，达到极限

（三）运动类型

1. 步行和慢跑

步行和慢跑是应用最多的有氧运动训练，其优点是简单易学，容易控制运动量，对于患者的损伤较少。

2. 骑车

骑车分为室内和室外两类。住院患者主要采用四肢联动进行有氧训练，运动负荷可以通过阻力调节。非住院患者或将要出院的患者进行骑车有氧训练是无法增加负重的，只能依赖于时间得到想要的运动强度；训练时功率转速需达到 50 ~ 70 转每分钟。

3. 游泳

游泳能辅助改善心肺功能，帮助训练患者的脊柱与四肢关节，对于身体的损伤较小。

4. 踏阶训练

踏阶训练相对于步行，踏阶训练强度更大，患者若无膝关节问题可进行。具体要求：双腿交替上下台阶，每做 30 秒踏阶训练后休息 1 分钟，持续 5 ~ 10 次。

5. 上肢肌力训练

（1）屈肘：如图 10-8 所示，站立位手持哑铃或弹力带并放于大腿两侧，肩关节不动，屈肘至肩部，再缓慢回到原点，每侧 10 次，重复 2 组。

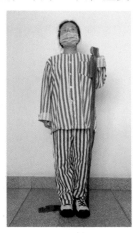

图 10-8 屈肘

（2）水平外展：如图 10-9 所示，站立位双手分别握住弹力带两端或双手持哑铃，肘关节呈 0°，肩关节前屈 90° 然后用力向两侧水平外展，每组 10 次，重复 2 组；需配合呼吸进行，外展吸气，内收呼气。

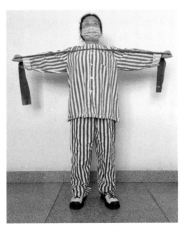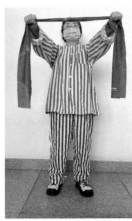

图 10-9　水平外展

（3）肩外展：如图 10-10 所示，站立位脚踩住弹力带一端，左手握紧另一端，并从左侧向上抬至头，每组 10 次，重复 2 组；交换另一侧上肢；需配合呼吸进行，外展吸气，内收呼吸。

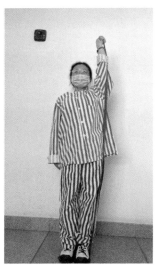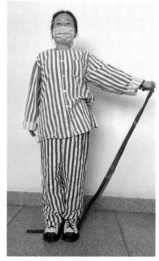

图 10-10　肩外展

（4）上举：如图 10-11 所示，站立位脚踩住弹力带一端，左手握紧另一端，并向上举过头顶，每组 10 次，重复 2 组；交换另一侧上肢；若状态较好也可同时上举双上肢。

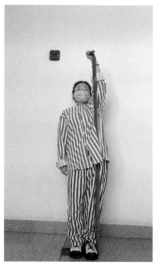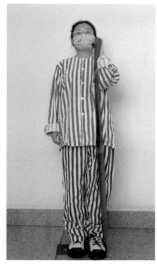

图 10-11　上举

6. 下肢肌力训练

（1）坐、站交替训练：如图 10-12 所示，坐在椅子边缘，双手垂直放于身体两侧，不用手辅助，进行坐、站训练，每组 10 次，重复 3 组。

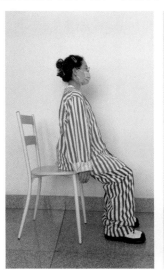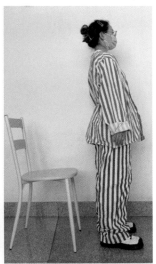

图 10-12　坐、站交替训练

（2）下蹲训练：如图 10-13 所示，两腿分开站立，与肩同宽，上身靠墙站立，紧贴墙面向下蹲，屈膝不超过 90°，注意膝盖不要超过脚尖，然后上身紧贴墙面向上站立，每组 10 次，重复 3 组。

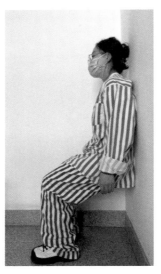

图 10-13　下蹲训练

（3）股四头肌训练：如图 10-14 所示，坐在椅子上，伸出一条腿，保持膝盖伸直 10 秒钟，然后放松。双腿交替进行。

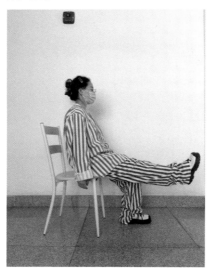

图 10-14　股四头肌训练

（4）髋后伸训练：如图 10-15 所示，患者手扶好椅子站稳，身体保持中立位，脚踝绑弹力带，腹部和臀部收紧，膝关节伸直，然后大腿做抗阻后伸的练习，每组 10 次，重复 3 组。

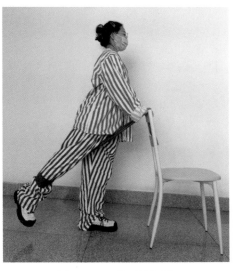

图 10-15 髋后伸训练

（5）髋外展训练：如图 10-16 所示，患者手扶椅子站稳，身体保持中立位，脚踝绑弹力带，腹部收紧，膝关节伸直，然后大腿做抗阻外展的练习，每组 10 次，重复 3 组。

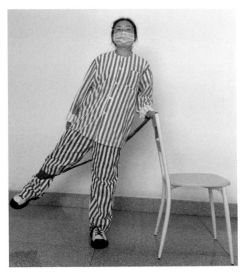

图 10-16 髋外展训练

（6）屈膝训练：如图 10-17 所示，患者手扶椅子站稳，身体保持中立位，脚踝绑弹力带，腹部收紧，膝关节做抗阻屈曲的练习，每组 10 次，重复 3 组。

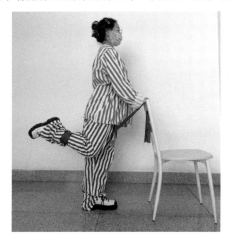

图 10-17　屈膝训练

（7）踏阶训练：如图 10-18 所示，站立位，一条腿迈步踏台阶，另一条腿摆腿上提，做高抬腿动作，并配合摆臂，然后摆起的腿再回到起始位置，同时支撑腿也落下，继续练习前述动作。踏台阶时注意保持髋、膝、踝关节在同一平面，避免膝关节内扣或外翻，膝关节和臀部共同发力完成踏台阶动作；每组 10 次，重复 3 组。

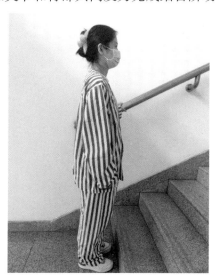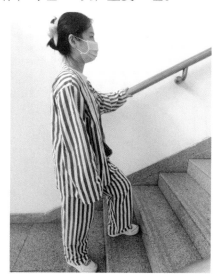

图 10-18　踏阶训练

患者在训练阶段完成后要进行整理活动，整理活动指在进行运动后所做的缓解放松运动，是人体从运动中的紧张状态过度至安全状态，可进行简单的步行 3 分钟。

7. 拉伸

（1）股四头肌（大腿前侧）拉伸：图 10-19 所示，站立位。左手扶墙，右侧下肢勾小腿，右手抓右侧脚踝将右脚拉至右侧臀部末端，维持 10 秒钟，重复 3 次；然后交换另一侧。

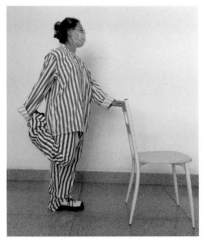

图 10-19　股四头肌、拉伸运动

（2）腘绳肌（大腿后侧拉伸）的拉伸：如图 10-20 所示，将脚放在床（或椅）面上，身体缓慢地向前倾斜，直至大腿后部肌肉有牵拉感，保持 10 秒钟，重复 3 次；再交换另一侧肢体。

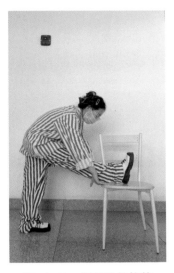

图 10-20　腘绳肌的拉伸

（3）腓肠肌（小腿）的拉伸：如图 10-21 所示，站立位，将手放在墙上，左下肢踝关节背屈置于墙面，身体缓慢向前倾斜，左腿后侧有拉伸或者紧绷感，保持 10 秒钟，重复 3 次；再交换另一侧肢体。

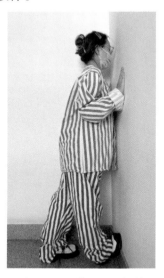

图 10-21　腓肠肌的拉伸

第二节　改善胸廓活动度的物理治疗技术

【概述】

慢性呼吸系统疾病患者由于颈部及上身结构的固定和体位受限导致胸廓活动障碍。此类患者治疗的重点是改善胸廓扩张和旋转的范围和质量，增加肋骨的灵活性。改善患者胸廓活动的方法包括关节松动技术、神经组织牵拉易化技术和主动活动技术。

一、关节松动技术

慢性呼吸系统疾病患者即使选择了良好的体位和适宜的通气策略，仍不能缓解低效的通气模式，这与胸腔本身不能充分地自由移动导致胸腔没有足够的活动范围有关，以下一些实用、简单的技巧有助于改善胸廓活动度。

（1）胸廓松动技术。①使用毛巾卷或枕头打开前或侧胸壁。②使用上肢伸展模式来促进部分肋骨开放。③躯干的反向旋转。④使用通气－活动策略来促进整个胸廓的打开。⑤针对性的肋骨松动以开放个别节段。⑥使用肌筋膜松解技术放松胸廓或其周围的限制性结缔组织。⑦使用软组织松解技术将个别紧绷的肌肉拉长。

（2）先让患者取仰卧位，在胸椎下垂直放置毛巾卷可以增加前胸壁活动，肩膀也会被重力拉回到床上。在这个位置上，前胸部被打开，肋间肌和胸肌的拉伸将促进上胸部的扩张。如图 10-22。

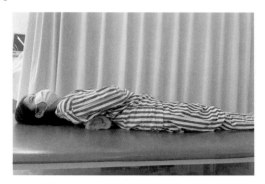

图 10-22　仰卧位的关节松动技术

侧卧位时，在负重侧的下胸部（8 ~ 10 肋）下放置一个或多个毛巾卷或枕头可以使胸廓的侧面在重力的作用下得到被动的松动。一个适当的侧弯程度是治疗的前提，即使放置了毛巾卷，也应确保患者的肩膀和骨盆仍与床面直接接触。患者的耐受程度从在下肋部只使用一个薄毛巾卷到三个枕头不等，如图 10-23。在这两种体位中，成功将患者体位安置好后可以对患者进行主动或被动的拉伸。

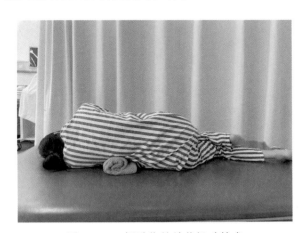

图 10-23　侧卧位的关节松动技术

仰卧位时，要求患者看着自己的手将手臂尽量抬高（肩关节前屈）超过头部（图 10-24）。因为肩关节屈曲和吸气都要求患者个别肋骨节段的开放，结合重力辅助体位可以促进一个更大程度上的胸壁被动牵伸，这比单独使用任意一个技术都更有效。

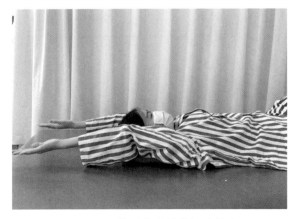

图 10-24　仰卧位的关节松动技术

如果手臂直向屈曲不是一个可行的选择，使用类似于蝴蝶的姿势，即抬高手臂使肩关节屈曲、外展、外旋和肘部弯曲（像蝴蝶的翅膀），再结合最大化通气的吸气和向上凝视（图 10-25）。吸气和肩关节屈曲结合，使胸部得到最大限度的拉伸，也激发更好的通气策略。

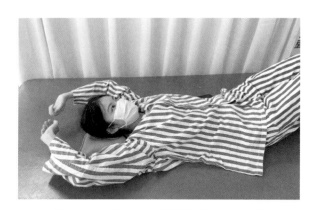

图 10-25　最大化通气的吸气和向上凝视

当患者处于侧卧位时，让他的手臂向前抬高（肩前屈），最大限度地使前胸部扩张或让手臂外展，最大限度地扩张侧肋部。活动时要结合吸气和向上凝视。如果患者的上肢不能活动，对侧卧毛巾卷或枕头之上的患者实施被动的躯干反向旋转技术可以松动胸廓，仍然要嘱患者视线追随所做的运动。

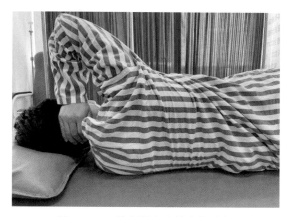

图 10-26 最大限度地扩张侧肋部

（2）如果这些松动技术不能使患者胸廓有足够的活动度以诱导更自由的呼吸模式，此时应考虑更特殊的一些技术：①特殊的肋骨松动。②肌筋膜松解术松解紧张的结缔组织（例如继发于手术或创伤的瘢痕组织）。③软组织松解术松解紧张的肌群（神经功能受损的患者往往会出现胸肌、肋间肌和腰方肌等肌群的紧张，而骨科障碍患者则往往表现出颈部和背部的肌肉紧张）。

在这些特殊的干预措施中，使用之前建议的体位和通气策略（例如侧卧在毛巾卷上）可以使胸壁活动度的潜力增加最大化。

二、神经组织牵拉易化技术

当对患者胸廓神经组织进行诱发试验评估时，发现表明高激惹或受限时，治疗的主要目的将是牵拉和易化紧绷部位的邻近结构并改善体位以减少敏感组织的负荷。在治疗期间和治疗后，该技术对神经系统的疗效应该被监测。如果进展不够充分，可能需要在受限部位对神经组织进行轻柔地松动而不是拉伸。

三、主动活动技术

主动或被动双臂屈曲和脊椎伸展可与深吸气和深呼气相结合，以提高肋骨的活动性（图 10-27）。坐位时，可以进行主动伸展或旋转技术，护士应协助其运动并鼓励其增加幅度。在椅背上或四点跪位或靠墙的体位下，都可以完成自我主动活动技术。如果呼吸系统疾病是慢性的，而且存在长期的骨骼肌功能障碍，家庭活动训练是十分必要的。配备一面镜子或培训一名家庭成员有助于患者的自我治疗并提供有用的反馈信息。

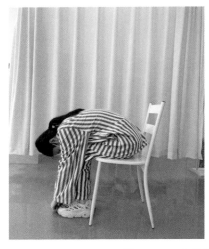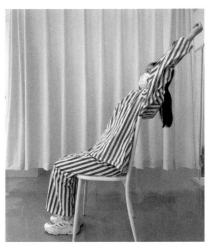

图 10-27　坐位时的主动活动技术

四、易化呼吸相关肌肉的物理治疗技术

易化呼吸相关肌肉的物理治疗技术将聚焦在如何帮助呼吸相关肌肉的延长。研究显示，当采用本体感觉神经肌肉促进技术时，前三角肌和胸大肌的伸展可以增加肺活量和肩部运动范围。其他肌肉可能需要小心拉伸，这些肌肉包括：胸锁乳突肌、斜角肌、斜方肌的上中肌纤维、肩胛提肌、胸小肌、大圆肌、背阔肌、肩胛下肌和枕下伸肌。在呼气过程中，肌肉有意识的或反射性的松弛可能会促进持续性伸展。易化呼吸相关肌肉的物理治疗技术包括胸肌的易化，胸锁乳突肌、斜角肌的易化，斜方肌的易化，膈肌 - 抑制技术，手法抑制，体位抑制，侧肋部的易化，锯肌的上推。

（一）胸肌的易化

胸肌肌群为上胸部提供了强大的前向和侧向扩张力，训练后还可以非常有效地替代上胸部瘫痪的肋间肌。训练通常开始于改良的侧卧位或仰卧位。为了增加此肌群在吸气过程中的使用，物理治疗师应该把他的手放在肌纤维收缩的同一方向。在易化某一肌肉的时候，特定的本体感觉的输入是非常重要的，所以要确保手是斜放在患者上胸部的（图 10-28）。

治疗师的掌根应该靠近胸骨，手指向上并向外指向肩膀，呈一条对角线模式（通常基于 5 点对 11 点或者 1 点对 7 点的原则）。在护士施加一个快速的徒手牵伸（就像 PNF 技术中，肌肉纤维的反复收缩，朝着胸骨向内向下）时，要求患者吸气将治疗师的手顶起。这会引起肌肉的快速牵张反射，同时提供额外的感觉输入，产生一个更强更有针对性的肌肉收缩。为了强调横向扩张的增长，易化应从胸骨部位向治疗师的指尖方向转移直到患者肩部。治疗师的口头指令要比训练患者膈式呼吸时更强。

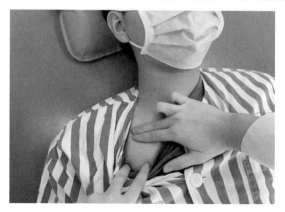

图 10-28　胸肌的易化

（二）胸锁乳突肌、斜角肌的易化

同样的原理可以应用于胸锁乳突肌和斜角肌易化（图 10-29）。当患者仰卧位时，治疗师只需要改变手的角度，便能够针对性地易化胸锁乳突肌和斜角肌。治疗师的双手平行于患者躯干，手指指向患者颈部而不是指向肩膀，采用与上述相同的快速拉伸并使用相同的口头指令。现在治疗师的手的位置针对性地易化了胸锁乳突肌和斜角肌，其次也会影响胸肌。胸锁乳突肌、斜角肌主要使胸廓向前上方扩张，而胸肌主要使胸廓向侧前方扩张，这就是前后两种易化技术中治疗师的手的位置略有差异的原因。

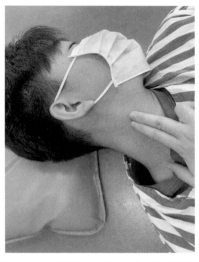

图 10-29　胸锁乳突肌、斜角肌的易化

（三）斜方肌的易化

斜方肌在胸部的向上扩张中起到辅助作用。易化技术可以在患者仰卧位或侧卧位时展开，以减少重力的影响（图 10-30）。当患者处于直立体位时也可以实施易化技术，但此时患者必须对抗重力。治疗师将手放在患者的肩膀上方，向下快速牵拉斜方肌，易化其产生更强烈的提升反应。反复的收缩可以易化全关节活动度范围的收缩。患者吸气时，应该配合耸肩动作和双目向上凝视，从而使易化作用最大化。

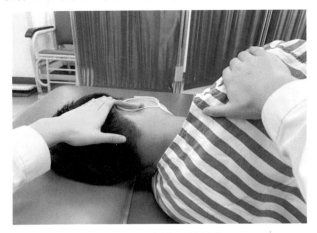

图 10-30　斜方肌的易化

（李磊、阳绪容、郑宋浩）

参考文献

[1] 郑则广, 胡杰英, 刘妮. 呼吸康复治疗研究进展 2017[J]. 中国实用内科杂志, 2018, 38（5）：4.DOI:CNKI:SUN:SYNK.0.2018-05-003.

[2] Chen YW, Wang CY, Lai YH, Liao YC, Wen YK, Chang ST, Huang JL, Wu TJ. Home-based cardiac rehabilitation improves quality of life, aerobic capacity, and readmission rates in patients with chronic heart failure. Medicine（Baltimore）. 2018 Jan;97（4）:e9629.

[3]Sabbahi A, Canada JM, Babu AS, Severin R, Arena R, Ozemek C. Exercise training in cardiac rehabilitation: Setting the right intensity for optimal benefit. Prog Cardiovasc Dis. 2022 Jan-Feb;70:58-65.

[4] Wouters EF, Posthuma R, Koopman M, Liu WY, Sillen MJ, Hajian B, Sastry M, Spruit MA, Franssen FM. An update on pulmonary rehabilitation techniques for patients with chronic obstructive

pulmonary disease. Expert Rev Respir Med. 2020 Feb;14（2）:149-161.

[5] Armstrong M, Vogiatzis I. Personalized exercise training in chronic lung diseases. Respirology. 2019 Sep;24（9）:854-862.

[6] Neunhäuserer D, Reich B, Mayr B, Kaiser B, Lamprecht B, Niederseer D, Ermolao A, Studnicka M, Niebauer J. Impact of exercise training and supplemental oxygen on submaximal exercise performance in patients with COPD. Scand J Med Sci Sports. 2021 Mar;31（3）:710-719.

呼吸康复操

运动训练是综合性呼吸康复方案的基石，目的是增强肌肉力量、提高运动耐力，进而改善呼吸肌和辅助呼吸肌功能，减轻呼吸困难症状，改善生活质量及身心状态。研究显示，上肢功能锻炼能提升患者的日常生活能力，增加前臂运动能力，减少通气需求；上下肢合并训练较单纯上肢或者下肢训练能更显著地改善运动能力和生活质量；低强度和高强度训练均产生临床获益。具体运动方式、运动强度、运动频率应结合患者病情制订个体化的运动处方。

第一节　华西呼吸康复操

华西呼吸康复操是在呼吸康复 4S 原则（简单、医患满意、安全、省钱）指导下，结合太极拳、八段锦、禅柔操创作的一套适合慢性呼吸系统疾病患者不同疾病阶段的康复锻炼操。其特点为中西合璧，既保留传统养生操的精华，又融入现代康复锻炼技术，并结合呼吸控制技术，配以活泼欢快、韵律感较强的背景音乐，以激发患者参与康复锻炼的兴趣。

1. 练习要点

（1）呼吸与肢体运动结合：拉伸、扩展动作—吸气；收缩、扭转动作—呼气。

（2）呼吸方式：经鼻吸气、经口呼气；深吸慢呼，吸气和呼气比为 1 ：2。

（3）动作需要有力度、张力。

（4）初学者先规范动作，再配合呼吸。

（5）练习时，配合意念、冥想。

2.动作要领

坐位呼吸康复操的动作要领见表 11-1。

表 11-1　坐位呼吸康复操

分节	动作要领	图示
第一节 头颈 运动	准备动作：双手叉腰、两眼平视、自然呼吸 吸气，仰头／抬头 呼气，低头／左右转头	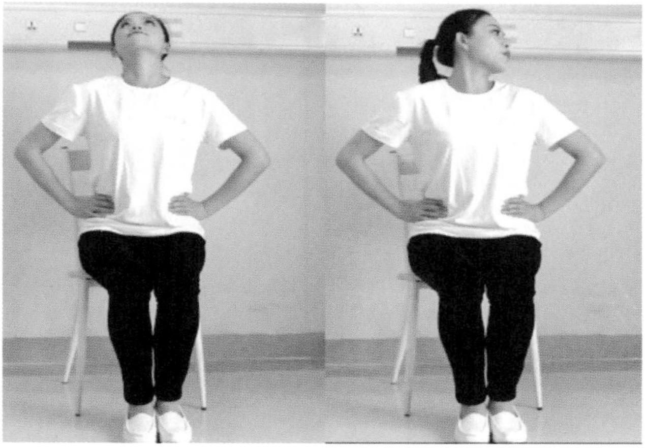
第二节 肩部 运动	吸气时双臂平展；呼气时双手搭肩；吸气时双肩外展；呼气时内收，吸气时双手从腋下反穿；呼气时双臂自然下落	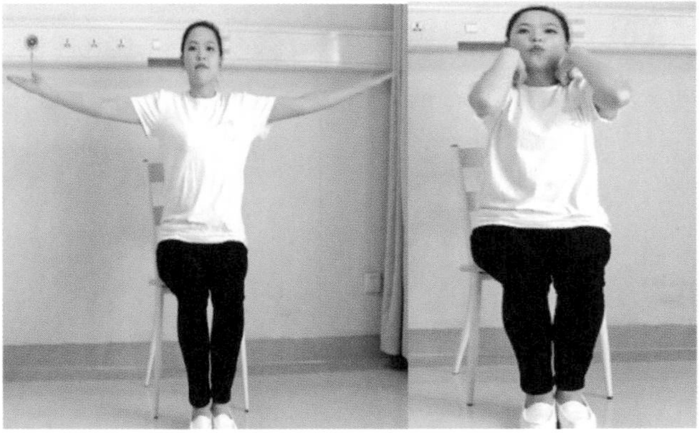

续表

分节	动作要领	图示
第三节 升臂 运动	吸气时双臂上举 呼气时掌心翻转下落	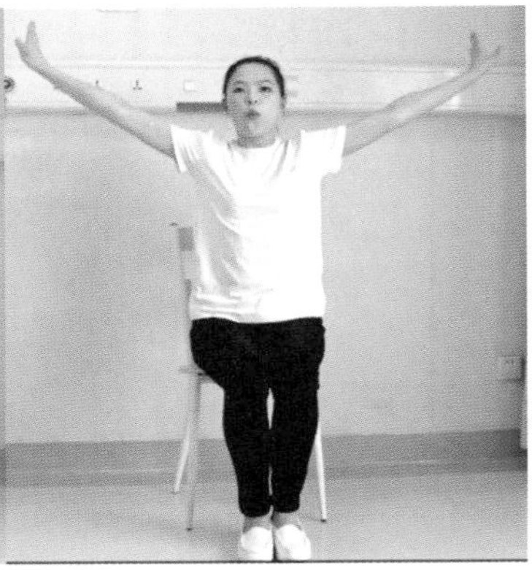 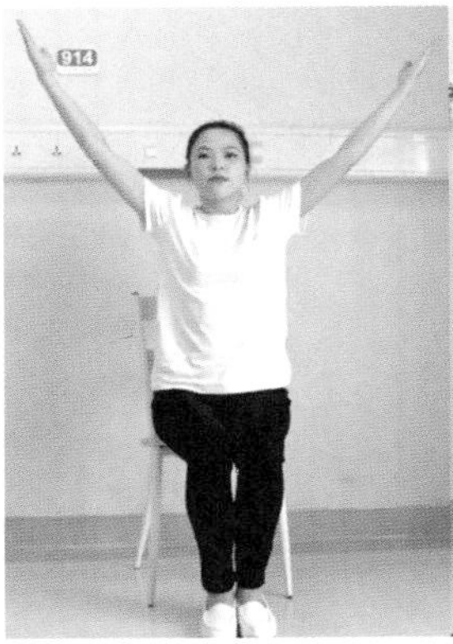
第四节 屈肘 运动	吸气时屈肘；呼气时伸臂	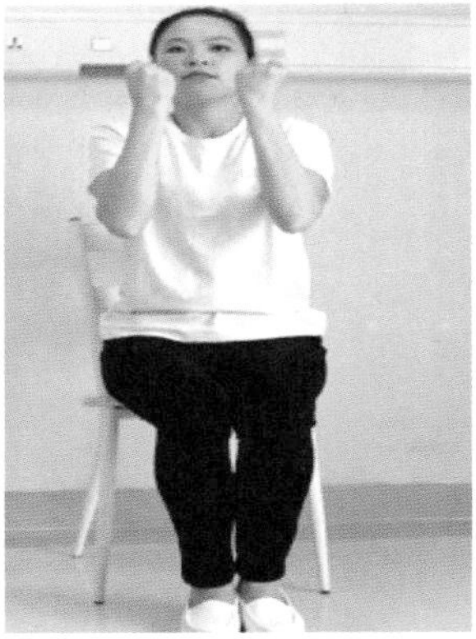 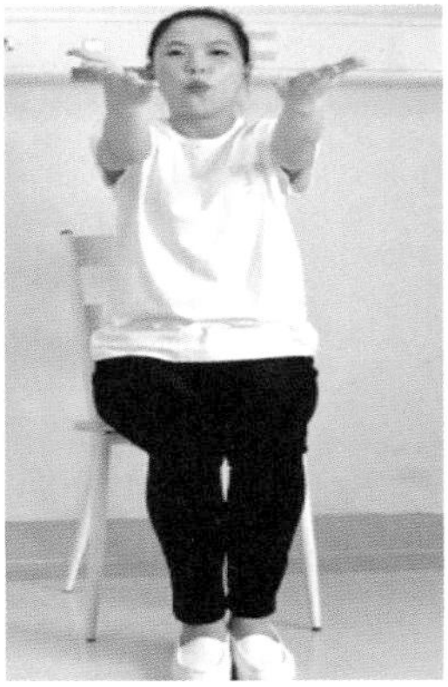
第五节 侧体 运动	吸气时左脚开步，与肩同宽，双手打开平举 呼气时侧弯，吸气时回正	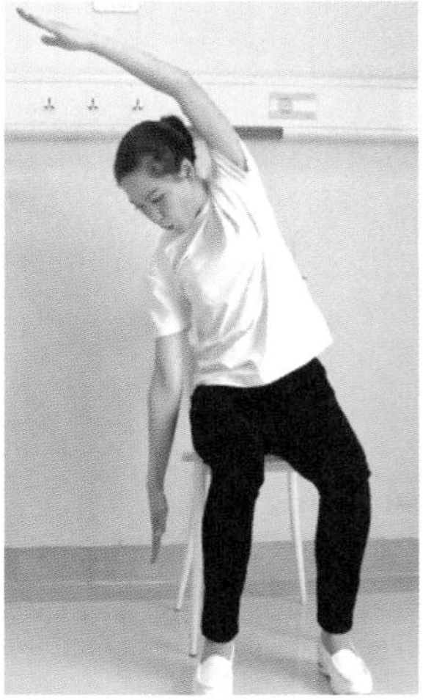 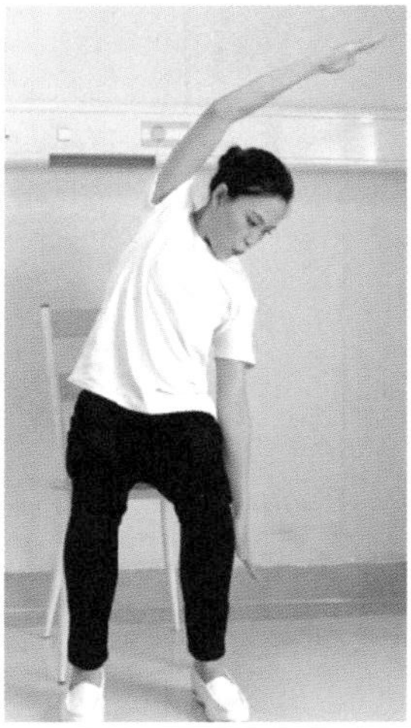

续表

分节	动作要领	图示
第六节 转体 运动	呼气时转体搭肩，吸气时回正，左右臂交替	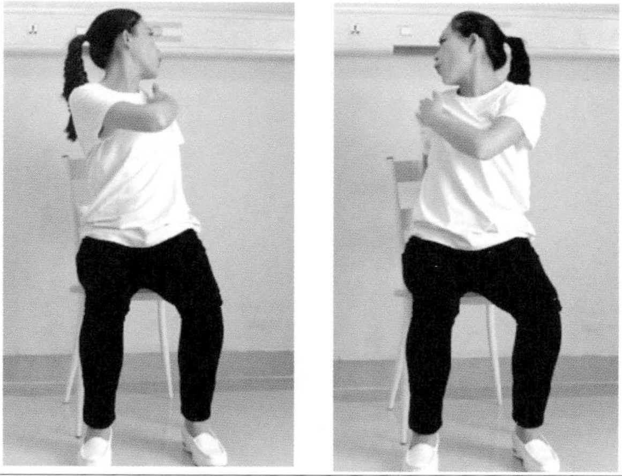
第七节 双手 托举	吸气时上托，呼气时双臂下落	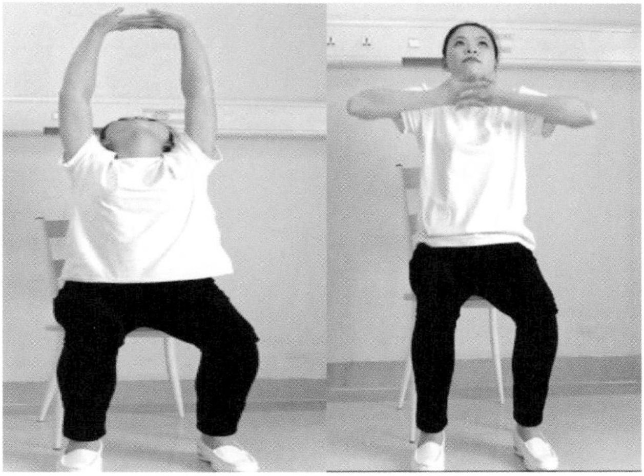
第八节 抬腿 运动	吸气时抬腿屈膝，呼气时下落勾脚，吸气时展臂，呼气时抬腿 吸气时放松，左右腿交替	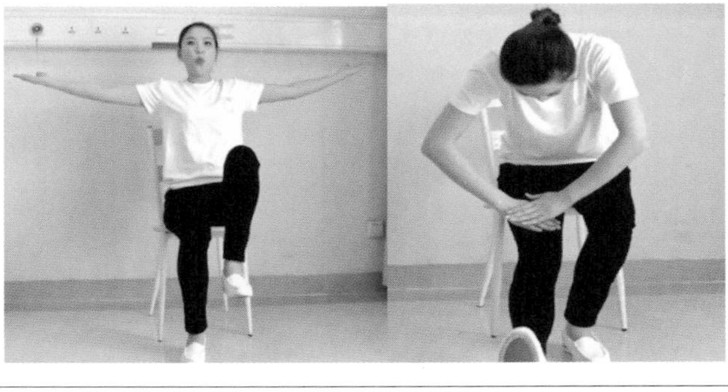

续表

分节	动作要领	图示
第九节 足踝 运动	吸气时勾脚，呼气时绷脚	

3.站位呼吸康复操：慢性呼吸疾病患者在稳定期可采取站立位进行呼吸操训练。

第二节　八段锦

人体是一个统一的整体，肌肉、关节与内脏之间，内脏与内脏之间，都有着复杂的联系。八段锦由八种肢体动作组成，内容包括肢体运动和气息调理；各节动作综合起来，起到调理脾胃、理三焦、去心火、固肾腰等全面健身作用；动作简单、完整、易行，健身功效确切显著，激发自身调理能力，消除病痛，增进健康，延缓衰老。运动量可大可小，老弱皆宜，前四段治病，后四段强身。

1. 练习要点

（1）柔和缓慢，行云流水；松紧相兼，动静相宜；形神合一，意气相和。

（2）练习初期，意念活动重点在于练习提示和动作规范上，要求动作正确，路线明确。

（3）练功提高阶段，意念活动主要在动作的风格特点和呼吸配合上，要加强练习质量的提高。

（4）功法熟练阶段，意念也会随呼吸、动作的协调而越来越自然，从而逐渐达到形神合一，意气相和的状态。

2.动作要领

八段锦的动作要领见表11-2。

表11-2 八段锦的动作要领

分节	动作要领	作用	图示
第一节 两手托天理三焦	双手十指相扣，掌心向上，交叉用力缓慢上托，至胸口翻掌继续上引。全身伸展，小指和无名指有麻的感觉	拔伸腰背，提拉胸腹，全身肌肉和内脏总动员。对肺、心等脏器有刺激作用，使胸、腹腔血流再分配，利于肺的扩张，消除疲劳。对肩颈部疾病有良好的预防效果，有助于矫正肩内收和圆背等不良姿势	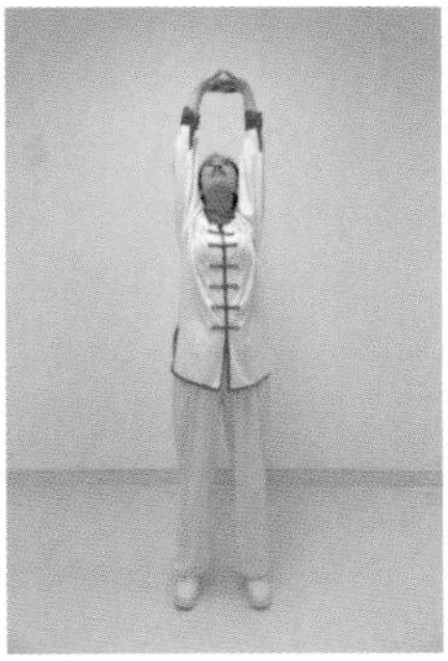
第二节 左右开弓似射雕	展肩扩胸为主，向前推出的食指向上，拇指斜向上，有麻胀感，下肢则是马步，两腿屈蹲	扩胸伸臂，增强胸、肋部和肩、臂部肌肉力量，使肩部和胸部所有关节不断伸展，舒张胸部，对心和肺功能进行调节；保证手掌和手臂的肌肉力量，增强指关节、手腕关节的灵活性。纠正肩膀内收和驼背的姿势；对颈、肩疾病有良好的预防效果。变换马步，对于腿部肌肉和腰、背部的肌肉进行有效的训练，有效提高下肢肌肉力量以及协调平衡能力	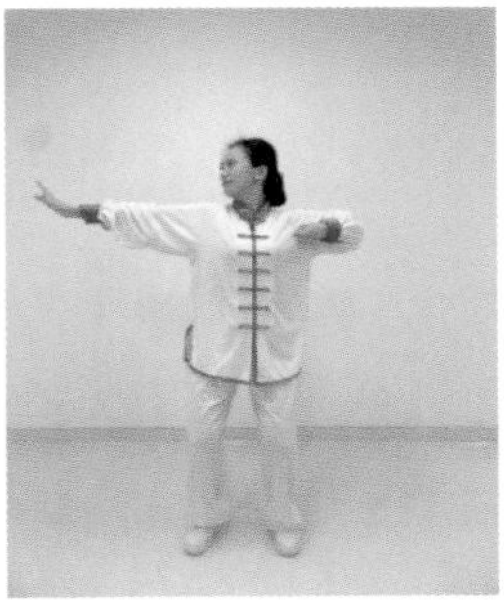
第三节：调理脾胃臂单举	一手上举，一手下按，上下用力对拉，使内脏器官和肌肉受到牵引	对脾、胃、肝、胆等内脏起到按摩作用，促进肠胃蠕动，储备精气。该动作通过对上肢肌肉、胸腹肌和脊椎棘突后方的肌肉群的锻炼，反过来促进脾胃功能的提升，促进消化，加强营养物质的吸收，并能改善患者的睡眠及生活质量，增强食欲，提高康复效果	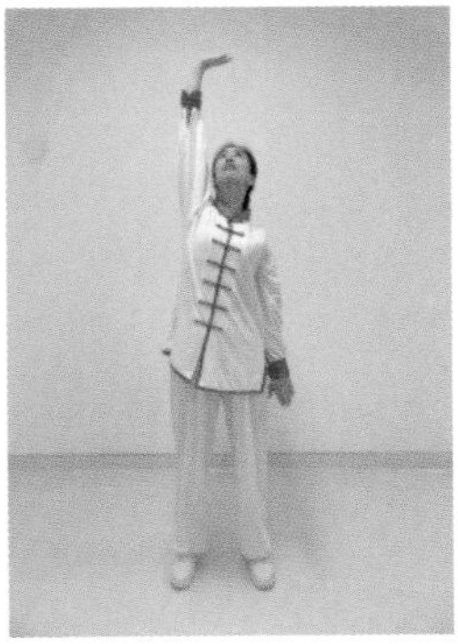

续表

分节	动作要领	作用	图示
第四节：五劳七伤向后瞧	上臂伸直外旋和扭转外展；转头、夹脊，眼球尽量往后看	扩张胸腹腔；增强颈部和肩关节的运动幅度，调整颈椎小关节紊乱，解除神经系统疲劳，增强免疫，促进自身体内的良性调节，改善亚健康状况。转头后瞧活动眼部小肌群，减少眼肌疲劳，预防眼部疾病	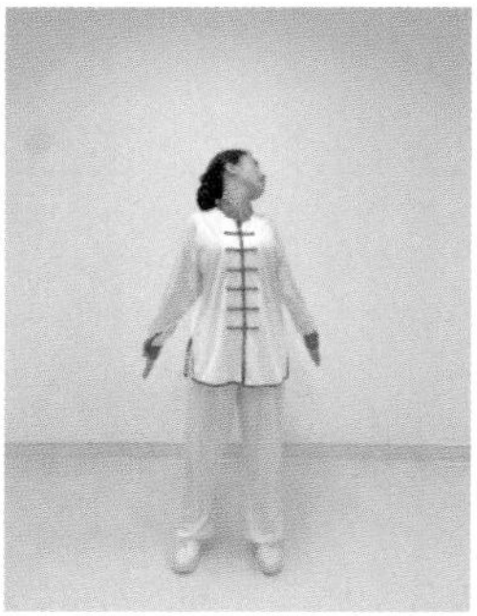
第五节：摇头摆尾去心火	屈膝下蹲，上身前俯，再以脊柱为中心摆动尾闾	能够消除心烦、便秘、失眠、小便赤热等症状；减少焦虑抑郁，提高肺功能	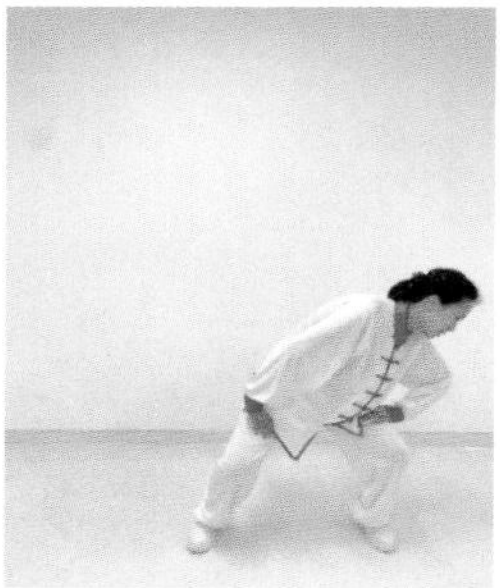
第六节：两手攀足固肾腰	脊柱前倾和引腰，充分伸展腰背肌肉；两手掌自肩胛骨下缘向下按摩腰背部及下肢后方，两臂尽量向下伸展。高血压和动脉硬化患者，头部不宜垂得太低	对生殖系统、泌尿系统都有调节作用；可以增强肾和膀胱之间的交互作用，有助肾气化、充养精血；防治腰肌劳损，增强全身机能	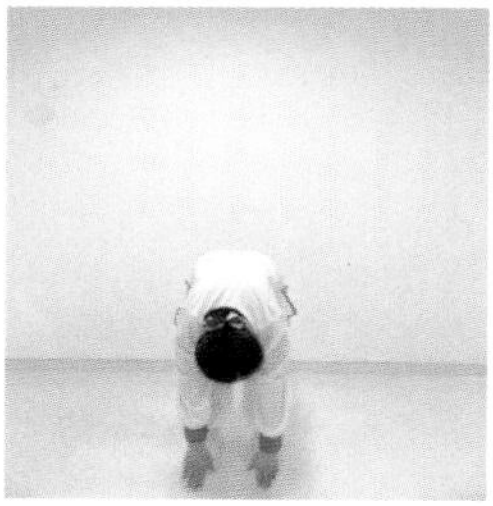
第七节：攒拳怒目增气力	全身用力，聚精会神；马步冲拳，瞪眼怒目——双腿下蹲成马步时，脚趾用力抓地，同时旋转手腕，手指抓握，双手攒拳	使大脑皮质和自主神经激发兴奋，加强气血的运行，促进肌肉发达，体力、耐力逐渐加大，怒目有助于增强眼肌	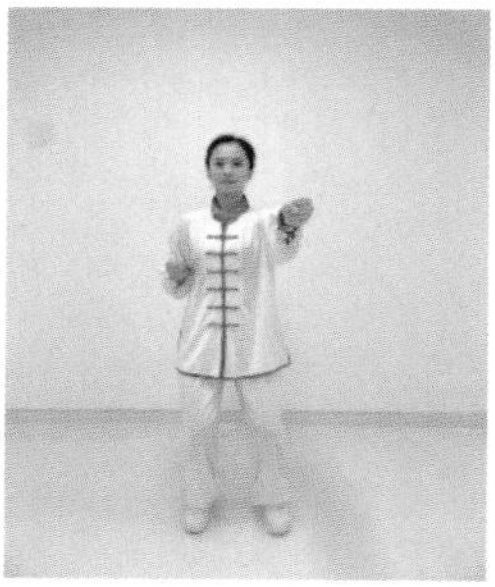

续表

分节	动作要领	作用	图示
第八节：背后七颠百病消	十趾抓地，脚后跟上提，挺拔脊柱，颠足而立再分次下落	提踵，可促进血液循环，可发展小腿后方肌群力量，提高身体平衡能力；下落震身，可缓解肌肉紧张，微调全身小关节；两掌收于丹田处重叠，放松肢体肌肉，有效调动身体气机，达到周身放松、体态安详、呼吸自然的境界	

第三节　太极拳

太极拳是以中国传统儒、道哲学中的太极、阴阳辩证理念为核心思想，集颐养性情、强身健体等多种功能为一体，结合易学的阴阳五行之变化、中医经络学等形成的一种内外兼修、刚柔相济的中国传统拳术。24式简化太极拳又称简化太极拳，其内容更显精练，动作更显规范，更能充分体现太极拳的运动特点。

太极拳要求"气沉丹田"，运用腹式呼吸，加大呼吸深度，有利于改善呼吸机能和血液循环。通过轻松柔和的运动，可以使年老体弱的人经络舒畅，新陈代谢旺盛，体质、机能得到增强。具有防病治病的功用，对神经衰弱、心脏病、高血压、肺结核、气管炎、溃疡病等多种慢性病都有一定预防和治疗作用。

1. 练习要点

（1）心静体松。

（2）圆活连贯。

（3）虚实分明。

（4）呼吸自然。

2. 动作要领（二十四式太极拳）

太极拳的动作要领见表11-3。

表 11-3 太极拳的动作要领

分节	动作要点	步骤	图示
第一节：起势	要做到两肩下沉，两肘松垂，两手自然伸展。屈膝坐胯，身体重心落于两腿中间。两掌下按要与两腿下蹲同时完成	①两脚开立；②两臂前举；③屈膝按掌	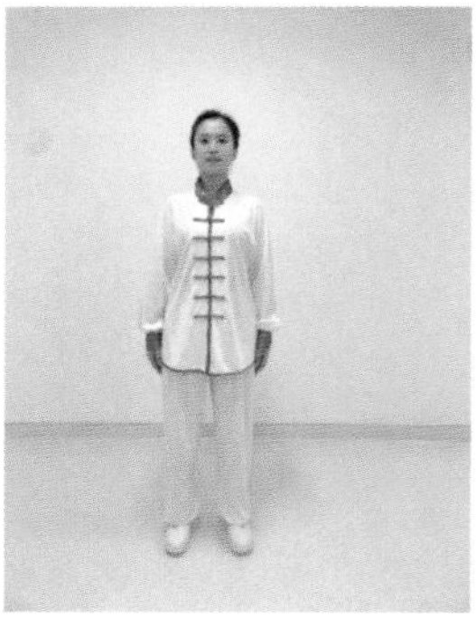
第二节：野马分鬃	上步转体时，要注意身体不可前俯后仰，保持重心。两臂分展时，要保持臂的弧形；身体转动时要以腰带手，配合步法的转动，使手、脚协调一致	A.①收脚抱球；②左转出步；③弓步分手 B.①后坐撇脚；②跟步抱球；③右转出步；④弓步分手 C.①后坐撇脚；②跟步抱球；③左转出步；④弓步分手	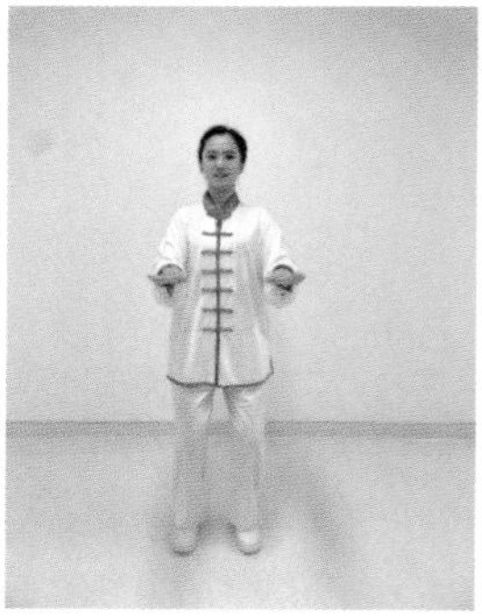
第三节：白鹤亮翅	两手转动时要随身体转动，虚步举臂时，不要挺胸，两臂要保持弧形	①半步胸前抱球；②后坐举臂；③虚步分手	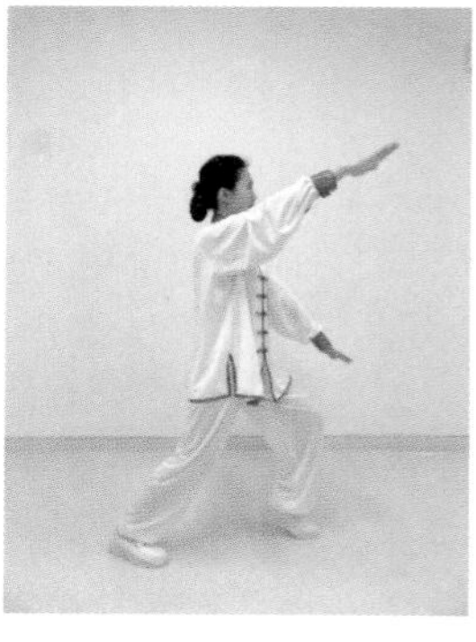

续表

分节	动作要点	步骤	图示
第四节：搂膝拗步	右手下落时，以手背领劲，先向左转，再向下落手；举臂收脚要同时完成。推掌时要松肩垂肘、坐腕舒掌	A. ①左转落手； ②右转收脚举臂； ③出步屈肘； ④弓步搂推 B. ①后坐撇脚； ②跟步举臂； ③出步屈肘； ④弓步搂推 C. ①后坐撇脚； ②跟步举臂； ③出步屈肘； ④弓步搂推	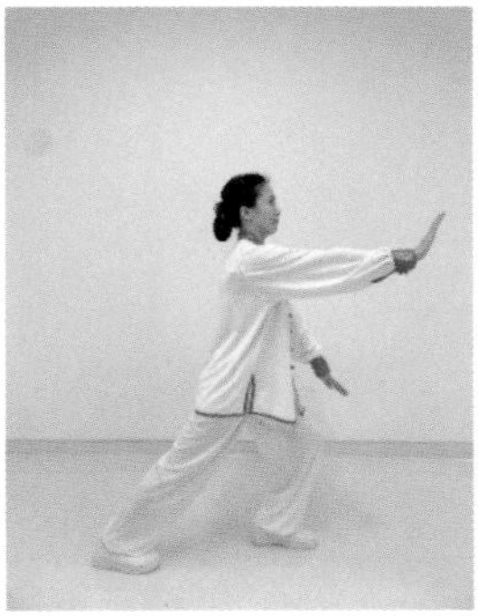
第五节：手挥琵琶	重心移动，身体要平稳。右脚跟进时先前脚掌着地，而后过渡全脚掌着地，再将重心移至右腿	①跟步展手； ②后坐挑掌； ③虚步合臂	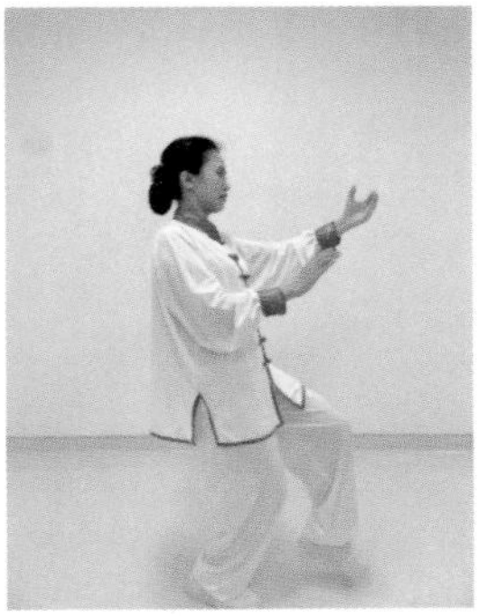
第六节：倒卷肱	前推的手臂不要太直，两臂要保持弧形	①两手展开； ②提膝屈肘； ③撤步错手； ④后坐推掌 （重复四次）	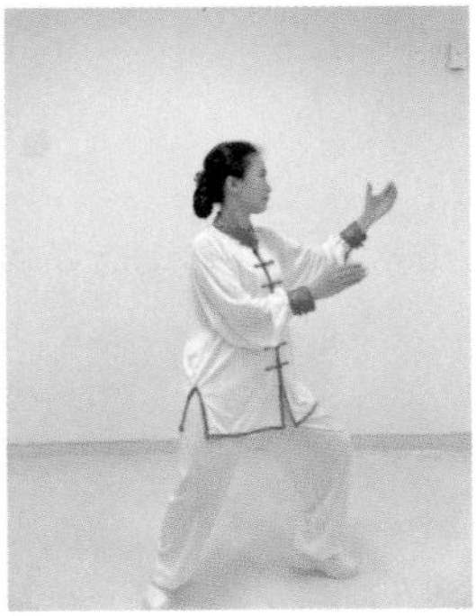

续表

分节	动作要点	步骤	图示
第七节： 左揽雀尾	下捋时，上身不可前倾，臀部不要凸出，两臂下捋须随腰旋转，仍走弧线	①右转收脚抱球； ②左转出步； ③弓步棚臂； ④左转随臂展掌； ⑤后坐右转下捋； ⑥左转出步搭腕； ⑦弓步前挤； ⑧后坐分手屈肘收掌； ⑨弓步按掌	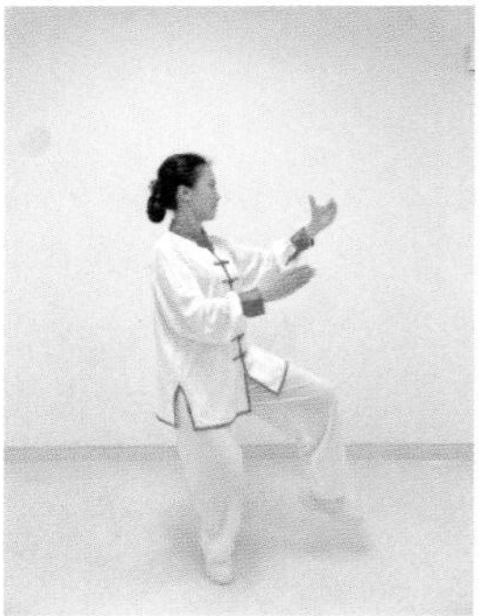
第八节： 右揽雀尾	右揽雀尾与左揽雀尾动作相同，方向、手法相反；当右揽雀尾做到右弓步双推手时接单鞭第一势	①后坐扣脚、右转分手； ②回体重收脚抱球； ③右转出步； ④弓步棚臂； ⑤右转随臂展掌； ⑥后坐左转下捋； ⑦右转出步搭手； ⑧弓步前挤； ⑨后坐分手屈肘收掌； ⑩弓步推掌	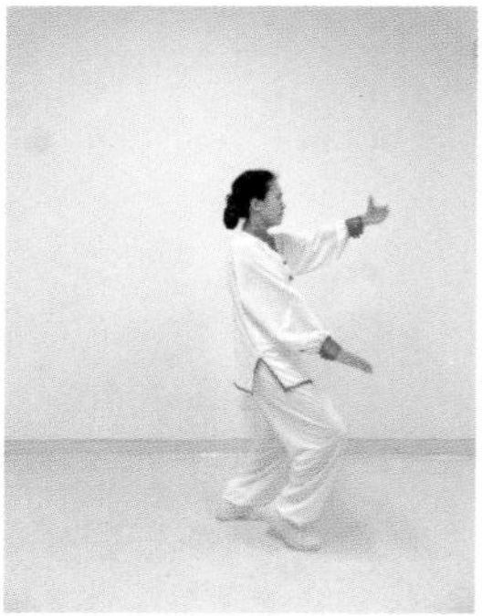
第九节： 单鞭	击掌时，腰向右转，利用腰腿之劲发力。整个动作的劲路，应向前、向右弧形发力	①左转扣脚； ②右转收脚展臂； ③出步勾手； ④弓步推举	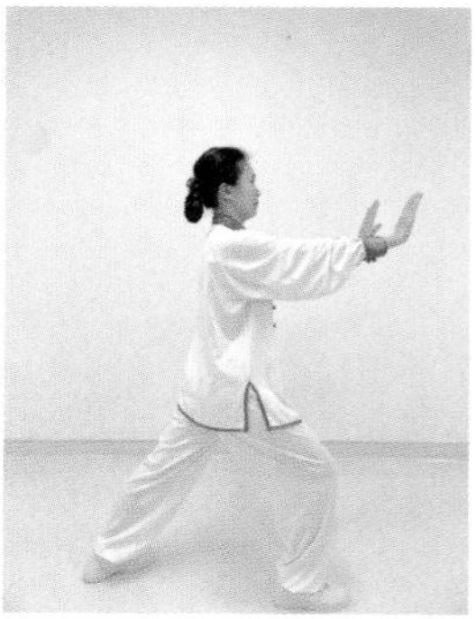

续表

分节	动作要点	步骤	图示
第十节：云手	双手的动作同时进行，同时用力，不可有先后	①右转落手； ②左转云手； ③并步按掌； ④右转云手； ⑤出步按掌 （注：重复三次）	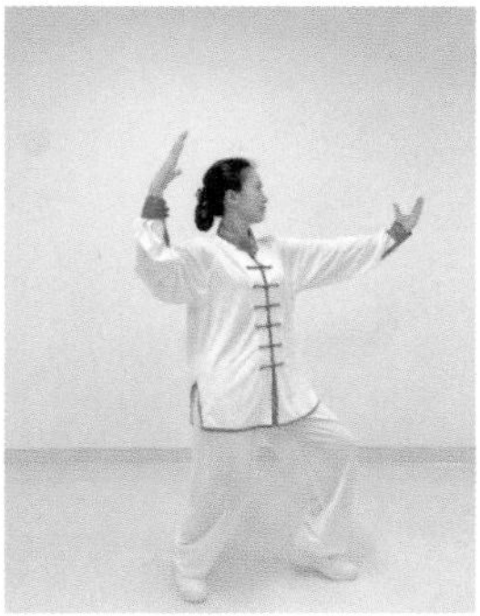
第十一节：单鞭	上身要保持正直。左腿上步时，左手要绷圆，随弓膝，转身的同时左手逆缠向前推按，形成单鞭式。	①斜落步右转举臂； ②出步勾手； ③弓步推掌	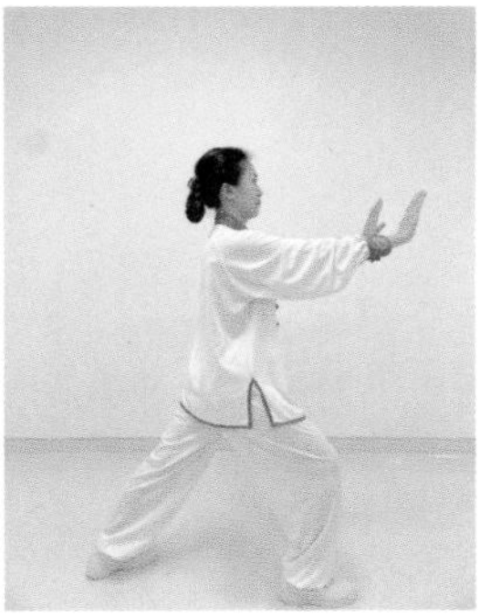
第十二节：高探马	跟步移重心时，上身要保持正直。按掌，力在掌心	①跟步后坐展手； ②虚步推掌	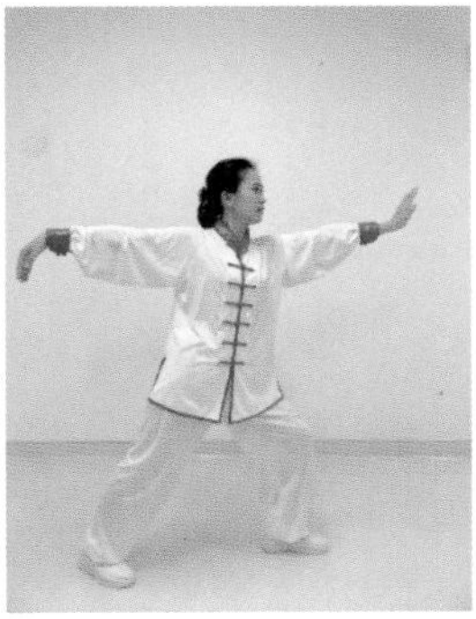

续表

分节	动作要点	步骤	图示
第十三节：右蹬脚	两手分开与蹬脚要同时完成。蹬脚的力点在右脚跟	①收脚收手； ②左转出步； ③弓步划弧； ④合抱提膝； ⑤分手蹬脚	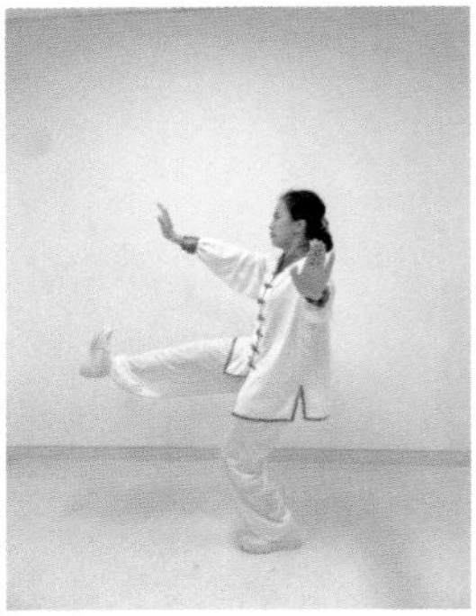
第十四节：双峰贯耳	要注意头颈正直，两拳要松握，两臂成弧形	①收脚落手； ②出步收手； ③弓步贯拳	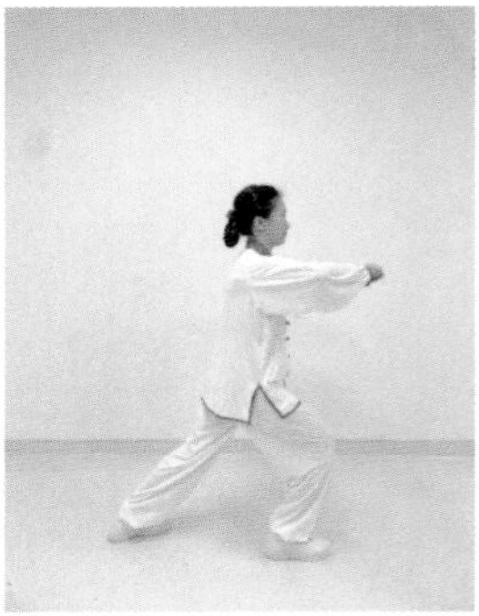
第十五节：转身左蹬脚	与"右蹬脚"相同，唯左右相反	①后坐扣脚； ②左转展手； ③回体重合抱提膝； ④分手蹬脚	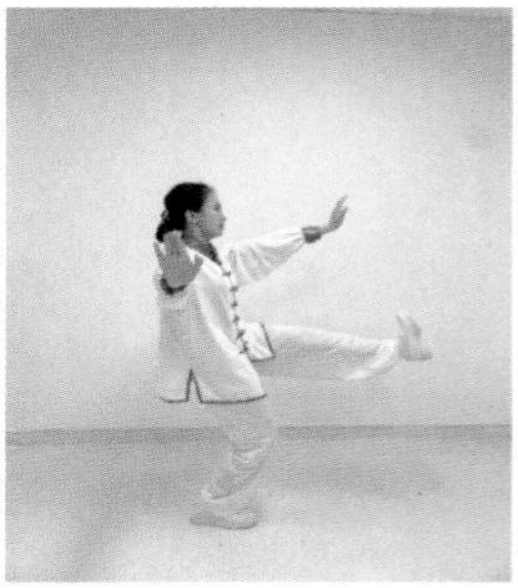

续表

分节	动作要点	步骤	图示
第十六节:左下势独立	右腿全蹲,大腿与小腿贴紧;左腿伸直,左脚尖内扣	①收脚勾手; ②蹲身仆步; ③穿掌下势; ④撇脚弓腿; ⑤扣脚转身; ⑥提膝挑掌	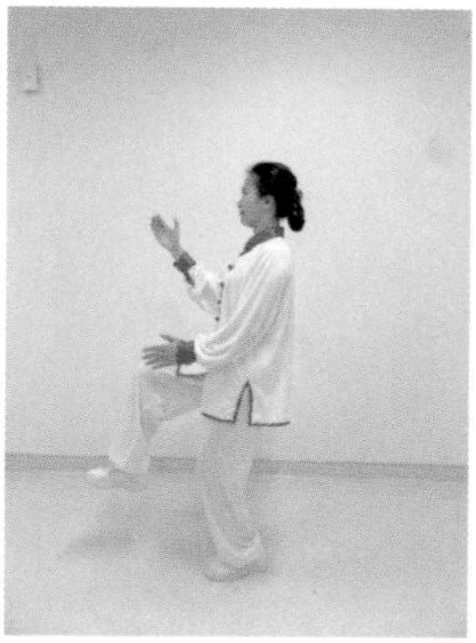
第十七节:右下势独立	参看左下势动作,动作相同,方向相反	①落脚左转勾手; ②蹲身仆步; ③穿掌下势; ④撇脚弓腿; ⑤扣脚转身; ⑥提膝挑掌	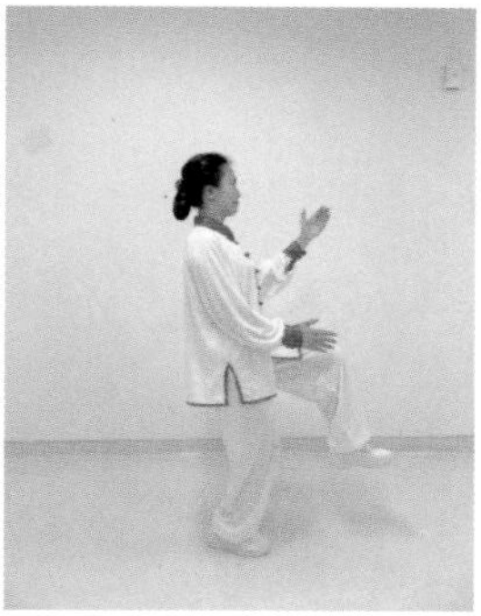
第十八节:左右穿梭	此势的完成姿势,是两个斜前方,第一个动作是向右斜前方推掌,第二个动作是向左斜前方推掌	①落步落手; ②跟步抱球; ③右转出步; ④弓步推架; ⑤后坐落手; ⑥跟步抱球; ⑦左转出步; ⑧弓步推架	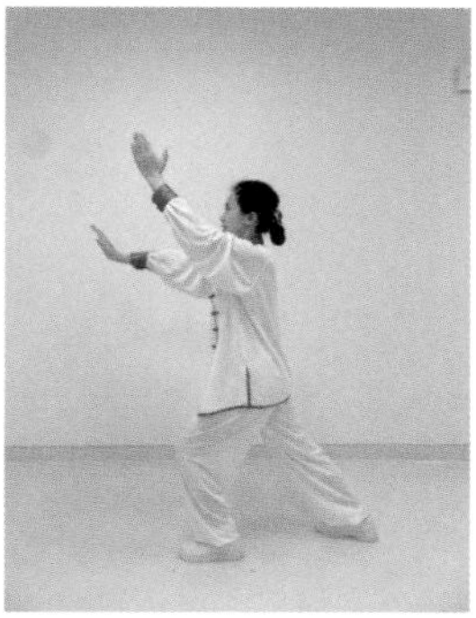

续表

分节	动作要点	步骤	图示
第十九节: 海底针	身法要先向右转再向左转	①跟步落手; ②后坐提手; ③虚步插掌	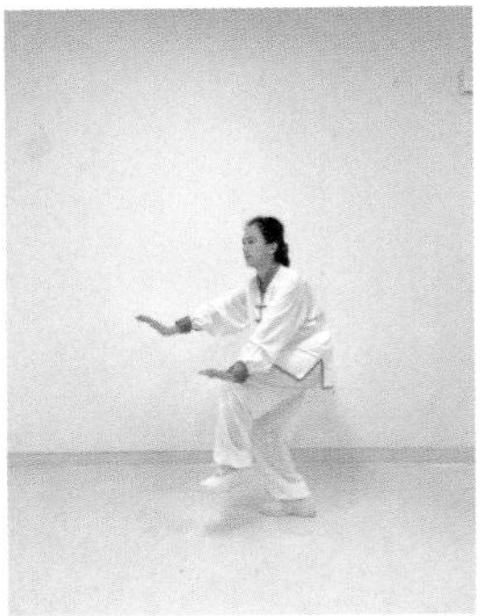
第二十节: 闪通臂	左手推出,臂不要伸得过直	①收脚举臂; ②出步翻掌; ③弓步推架	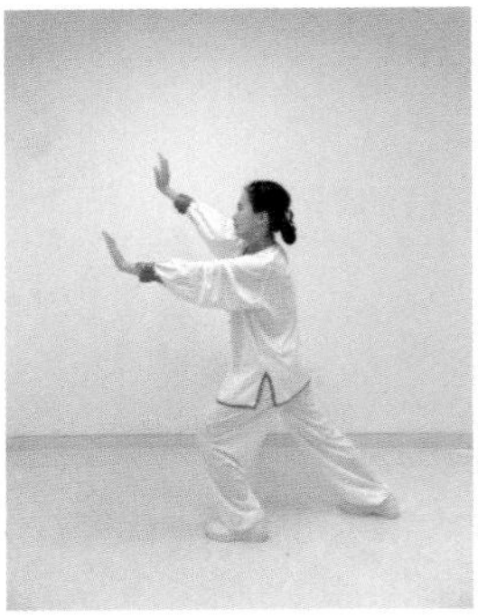
第二十一节: 转身搬拦捶	右拳向右划弧收至腰间,左手同时向左向前划弧停至胸前,两手要先展后收,协调配合	①后坐扣脚右转摆掌; ②收脚握拳; ③垫步搬捶; ④跟步旋臂; ⑤出步裹拳拦掌; ⑥弓步打拳	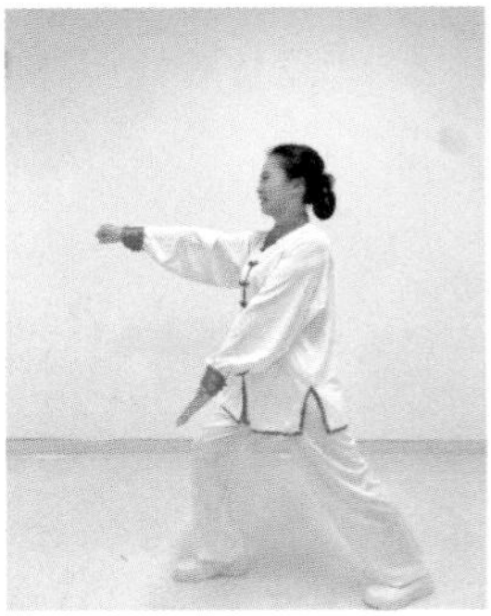

续表

分节	动作要点	步骤	图示
第二十二节：如封似闭	动作连贯进行，中间不可有间断现象，发劲利用腰、腿之力	①穿臂翻掌；②后坐收掌；③弓步推掌	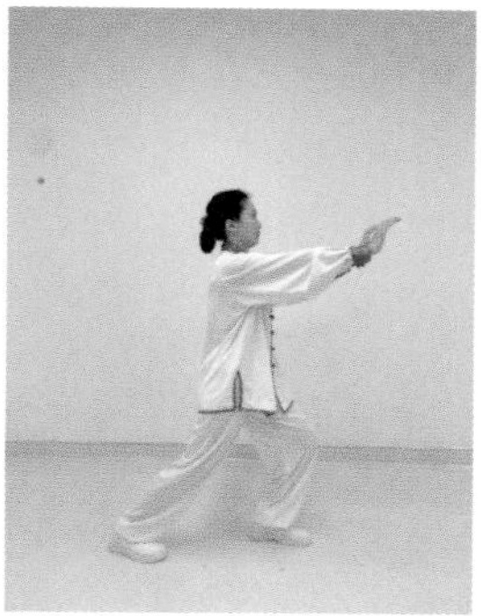
第二十三节：十字手	身体右转时，动作要平稳，不要忽高忽低；收脚后要保持马步	①后坐扣脚；②右转撇脚分手；③移重心扣脚划弧	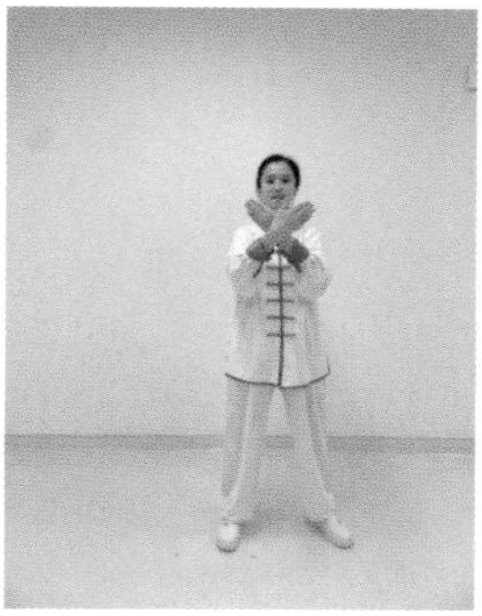
第二十四节：收势	两手下落的同时气也随之下沉，落于丹田	①收脚合抱；②旋臂分手；③下落收势	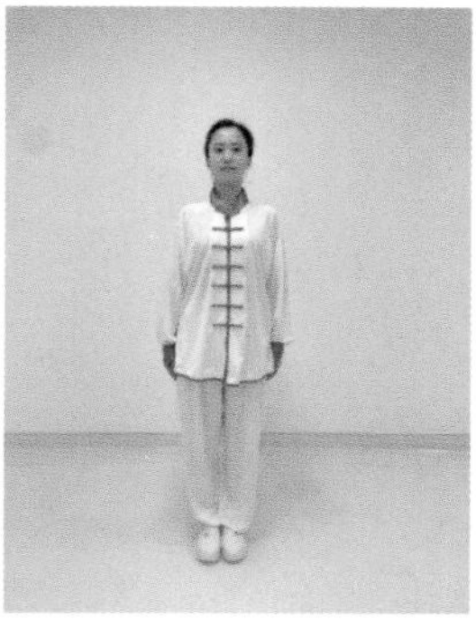

（阳绪容、蒋丽、邓青芳）

参考文献

[1] 王蓓.健身气功八段锦中医经络深度习练解析[J].世界最新医学信息文摘,2020,20(15):157-158.

[2] 李希颖,杨加仙."健身气功·八段锦"的中医理论解析[J].武术研究,2019,4(4):105-107.

[3] 师正严.习练健身气功·八段锦功效综述[J].武术研究,2022,7(9):110-113.

[4] 廖艳,林殷,张聪,等.习练八段锦对疲劳性亚健康人群生活质量改善作用的队列研究[J].北京中医药大学学报,2011(3):209-212.

[5] 黄康辉.二十四式太极拳(一)[J].中国学校体育,2004(3):28-29.

[6] 黄康辉.二十四式太极拳(二)[J].中国学校体育,2004(4):28-29.

[7] 黄康辉.二十四式太极拳(三)[J].中国学校体育,2004(5):26-27.

[8] 黄康辉.二十四式太极拳(四)[J].中国学校体育,2004(6):24-25.

第十二章

呼吸康复中的用药管理

呼吸康复作为疾病管理的重要组成部分，在慢性呼吸系统疾病中已证实可延缓疾病进展、减轻症状、提高运动耐量、改善生活质量。呼吸功能障碍患者常伴咳、痰、喘三大症状，主要病因包括炎症和过敏等，在呼吸康复过程中使患者能规范应用平喘药、镇咳药和祛痰药非常重要，为此，本章节重点介绍呼吸康复中的吸入用药和口服用药。

一、平喘药

（一）气道抗炎药物

1.糖皮质激素类药物

糖皮质激素类药物见表 12-1。

表 12-1 糖皮质激素类药物

分类	图片	用法
丙酸倍氯米松气雾剂		雾化吸入
丙酸氟替卡松吸入气雾剂		雾化吸入
布地奈德气雾剂		雾化吸入
布地奈德粉吸入剂		雾化吸入
布地奈德混悬液		雾化吸入
醋酸泼尼松片		口服给药
甲泼尼龙片		口服给药

续表

分类	图片	用法
不良反应	①局部反应：声音嘶哑、咽部不适和念珠菌感染；吸入干粉可能引起支气管痉挛 ②全身反应：骨质疏松症、高血压、糖尿病、肥胖症、肌无力等	

2. 白三烯调节剂

分类	图片	用法
扎鲁司特片		口服给药
孟鲁司特钠片		口服给药
不良反应	头痛、皮疹；恶心、呕吐、消化不良、腹泻等	

（二）支气管舒张药

1.β₂受体激动剂

β2受体激动剂药物见表12-2。

表 12-2

分类	图片	用法
短效 β₂受体激动剂（SABA）		
硫酸沙丁胺醇气雾剂		雾化吸入
硫酸沙丁胺醇溶液		雾化吸入
硫酸特布他林雾化液		雾化吸入
硫酸沙丁胺醇片		口服给药
硫酸特布他林片		口服给药
长效 β₂受体激动剂（LABA）		
布地奈德福莫特罗粉吸入剂		雾化吸入
沙美特罗替卡松粉吸入剂		雾化吸入
不良反应	低血钾、骨骼肌震颤、心律失常，口部或咽喉部疼痛等	

2.抗胆碱药物

抗胆碱药物药物见表12-3。

续表

表 12-3

分类	图片	用法
短效 M 胆碱受体拮抗剂（SAMA）		
异丙托溴铵气雾剂		雾化吸入
吸入用异丙托溴铵溶液		雾化吸入
长效 M 胆碱受体拮抗剂（LAMA）		
噻托溴铵粉雾		雾化吸入
噻托溴铵喷雾剂		雾化吸入
不良反应	①头痛、恶心、口干、心动过速、心悸、眼部调节障碍、胃肠动力障碍和尿潴留等； ②偶有变态反应，如皮疹、舌、唇和面部血管性水肿、荨麻疹、喉痉挛和过敏反应等	

3. 茶碱类药物

茶碱类药物见表 12-4。

表 12-4

分类	图片	用法
多索茶碱片		口服给药
不良反应	①胃肠反应：恶心、呕吐、食欲减退； ②中枢兴奋：多见不安、失眠、易激动等； ③急性毒性：静脉注射过快或浓度过高，可引起心动过速、心律失常、血压骤降、谵妄、惊厥、昏迷等，甚至呼吸、心跳停止而死亡	

二、镇咳药

（一）中枢镇咳药

中枢镇咳药见表 12-5。

表 12-5　中枢镇咳药

分类	图片	用法用量
中枢依赖性止咳药物		
复方磷酸可待因溶液		口服给药
福尔可定（复方福尔可定口服溶液、复方福尔可定糖浆）		口服给药
非中枢依赖性止咳药物		
右美沙芬（氢溴酸右美沙芬糖浆、氢溴酸右美沙芬片）		口服给药
喷托维林（喷托维林氯化铵糖浆、枸橼酸喷托维林片）		口服给药
不良反应	头晕、口干、恶心、呕吐、便秘及眩晕	

（二）外周镇咳药

外周镇咳药见表 12-6。

表 12-6　外周镇咳药

分类	图片	用法用量
那可丁片		口服给药
盐酸依普拉酮		口服给药
苯丙哌林（磷酸苯丙哌林口服溶液、磷酸苯丙哌林片）		口服给药
不良反应	疲乏、眩晕、嗜睡、食欲缺乏等	

（三）复方制剂

复方制剂见表 12-7。

表 12-7

分类	图片	用法用量
复方甲氧那明胶囊		口服给药

续表

分类	图片	用法用量
美敏伪麻溶液		口服给药
复方甘草片		口服给药
不良反应	恶心、呕吐、嗜睡、便秘、疲倦、食欲缺乏等	

三、祛痰药

祛痰药见表 12-8。

表 12-8 祛痰药

分类	图片	用法用量
酸性糖蛋白溶解剂		
盐酸溴已新片		口服给药
氨溴索（盐酸氨溴索片、盐酸氨溴索口服溶液）		口服给药
		口服给药
不良反应	轻微的胃肠道反应，如胃部不适、恶心、呕吐等，偶见皮疹等过敏反应	
二硫键裂解剂		
乙酰半胱氨酸（吸入用乙酰半胱氨酸溶液、乙酰半胱氨酸片）		雾化给药
		口服给药
羧甲司坦（羧甲司坦口服溶液、羧甲司坦片）		口服给药
		口服给药
厄多司坦（厄多司坦分散片、厄多司坦胶囊）		口服给药
		口服给药
不良反应	偶有轻微头晕、恶心、胃部不适、腹泻、胃肠道出血、皮疹等不良反应	

四、其他药物、装置及使用方法

1.常用复合类吸入药物

常用复合类吸入药物见表 12-9。

表 12-9　常用复合类吸入药物

分类	图片	用法
吸入糖皮质激素（ICS）+ 长效 β_2 受体激动剂（LABA）		
吸入用倍氯米松福莫特罗气雾剂		雾化吸入
糠酸氟替卡松维兰特罗吸入粉雾剂		雾化吸入
长效 β_2 受体激动剂（LABA）+ 长效 M 胆碱受体拮抗剂（LAMA）		
茚达特罗格隆溴铵剂用胶囊		雾化吸入
格隆溴铵福莫特罗吸入气雾剂		雾化吸入
乌镁溴铵维兰特罗吸入粉雾剂		雾化吸入
噻托溴铵奥达特罗吸入喷雾剂		雾化吸入
吸入糖皮质激素（ICS）+ 长效 β_2 受体激动剂（LABA）+ 长效 M 胆碱受体拮抗剂（LAMA）		
布地格福吸入气雾剂		雾化吸入
氟替美维吸入粉雾剂		雾化吸入
不良反应	低血钾、骨骼肌震颤、心律失常、口部或咽喉部疼痛等	

2. 常用吸入装置的优缺点

常用吸入装置的优缺点见表 12-10。

表 12-10　常用吸入装置的优缺点

吸入装置	优点	缺点
压力定量吸入器（Pressurized metered dose inhaler，pMDI）	小巧便于携带 多剂量装 可定量吸入 常见，接受度高 药物种类多	手、口、眼协调要求高 口咽部沉积率高 "冷氟利昂"效应 含抛射剂
pMDI+ 储雾罐	对吸气流速的要求较低 容易配合 肺部沉积率高于 pMDI 口咽部沉积减少	便携性不如 pMDI 储雾罐静电负荷影响吸附 产生除 pMDI 外的费用 需要定期维护
干粉吸入器（Dry powder inhaler，DPI）	小巧便于携带 多剂量装 呼吸驱动 不含抛射剂	需要用力吸气 不适用于紧急情况 复合设计，可能导致患者困惑 操作复杂

续表

吸入装置	优点	缺点
软雾吸入剂（Soft mist inhaler，SMI）	小巧便于携带 多剂量装 对吸力的要求较低 微细颗粒比例高 肺部沉积率高，口咽部沉积率低 不含抛射剂	手、口、眼协调要求高 装置少
小容量雾化器（Small volume nebulize，SVN）	可用于任何年龄 可用于急性疾病 无须特殊的吸入技术 药物包容性强，可使用不适合pMDI 或 DPI 的药物	便携性差 有些需要外部电源 有噪声 治疗时间长

3. 吸入用药相关注意事项

（1）雾化吸入

①雾化吸入方式为平静呼吸，间断深吸气，促使药物到达支气管。

②吸入前漱口，以清除口腔内的分泌物及食物残渣，避免误吸。

③雾化吸入后应漱口，避免药物在咽喉部聚集。

④雾化吸入前保持面部清洁，不适用油性面霜；雾化吸入后清洁面部。

⑤雾化吸入时患者取舒适体位，病情允许时取坐位、半坐卧位及侧卧位，雾化吸入后及时进行翻身、拍背，促进痰液排出。

⑥雾化吸入在餐前或餐后 2 小时进行，避免药物作用引起恶心、呕吐反应。

⑦根据医嘱、药物配伍禁忌合理安排雾化顺序和雾化时间。

⑧雾化液需要现用现配，液体的温度要接近人体温度，避免冷刺激诱发哮喘及咳嗽。

⑨雾化吸入一般为 15～20 分钟，若发生咳嗽、气喘等气道高反应情况，应及时停止雾化吸入。

（2）DPI/SMI 等装置

①指导患者遵医嘱，规范使用剂量和疗程。

②指导患者正确装药、呼吸及屏气，保证药物有效吸入。

③吸入完成后指导患者漱口，避免药物在口咽部残留。

④常规评估患者装置使用的正确性。

⑤指导患者正确保存装置，如干粉吸入装置不能使用湿纸巾擦拭，放置在干燥清洁的地方等。

五、呼吸康复患者吸入用药常见问题

（一）吸入步骤中常见问题

1. 我不小心打开 / 转动了药物装置，会有影响吗？

（1）欧乐欣或全再乐装置打开表示一剂药物准备好，若没有及时吸入，导致一剂药浪费。

（2）舒利迭装置滑动打开外壳后表示装置已打开，再次滑动上药滑杆表示上药完成，若上药完成但未及时吸入，关闭装置后将导致药物浪费。

（3）都保装置转动时若听到了"咔嗒"声，表示一剂药物已经准备好，不吸入的话会导致药物浪费。

综上所述，建议在非治疗时间，不要随意打开或转动装置。

2. 我吸了药物没有感觉有药物进入气道呢？

（1）干粉药物都是白色细微粉末，吸入时没有感觉。

（2）若不放心装置是否有药，可以做"黑布实验"（图 12-1），隔着黑布进行吸入，如下图（为避免药物浪费，不建议反复验证）。

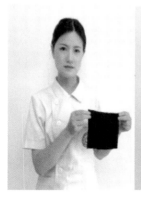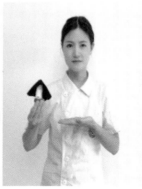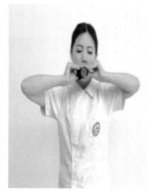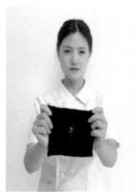

图 12-1　黑布实验

3. 在什么时候漱口比较好呢？

（1）吸入药物前漱口，保持口腔清洁；

（2）吸入药物后漱口，避免口腔药物残留。

4. 不想晚上吸药，下午吸入可以吗？

吸入药物时间应相对固定，根据药效维持时间，两次用药之间保持规定的间隔时间。

5.忘了一次吸药的话，下次吸入时多一次补上可以吗？

不需要。建议外出时随身携带药物，同时可以设置闹铃等提醒方式监督用药。

6.回家以后，我忘了装置的使用方法怎么办？

建议家里的主要照护者一起学习吸入装置的使用方法，可扫描二维码反复学习。常见吸入装置使用视频见下图所示。

（二）备药和购药问题

1.怎样判断装置里面没有药了呢？

（1）没有数字显示的药物（如沙丁胺醇气雾剂），可以记录每次使用时间，也可以通过摇晃吸入装置粗略判断是否有药物剩余。

（2）有数字显示的装置，当数字显示为"0"时，表示装置内已无药物剩余。

2.都保药快用完了，为什么一摇感觉瓶内还有很多呢？

当剂量指示窗显示 0 时（图 12-2），说明都保已经用完，可以丢弃了。用完的都保装置摇动时发出的声音是底座内干燥剂发出的声音，而非药物。

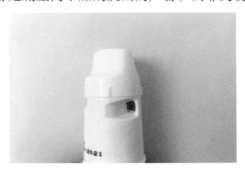

图 12-2 都宝装置显示窗为 0，表示装置药物使用完毕

3.药快用完了怎么办呢？

（1）未到医生嘱咐的复诊时间：需提前备药继续使用，可以就近前往正规医疗机构购买。

（2）已到复诊时间：按计划前往呼吸专科门诊就诊，评估是否需继续使用或调整治疗方案。

4.必须本人来开药吗？可以网上开药吗

（1）门诊现场开药：医生评估后开药，需本人进行现场问诊。

（2）在线（网上）门诊开药（以华西为例）：下载华医通 APP 软件—选择呼吸科医师在线门诊—线上评估—医生开具电子处方签—在线缴费付款—利康药房现场取药或

者选择快递到家。

5.关于停药

（1）我用药半个月就没有咳嗽和其他症状，是不是可以停药了？

疾病的治疗需要一个效果维持和巩固阶段，经过治疗后，若您自觉症状消失了，也请到呼吸专科门诊复诊，医生根据病情决定是否可以停药，切勿自行停药。

（2）为什么我用药一段时间了，还是咳嗽很明显，感觉没什么效果，我该继续吸入吗？

感染较重或呼吸道分泌物较多的患者，症状持续时间可能较长，请遵医嘱规范治疗。按照医生建议定期复诊，医生会根据患者病情调整用药。如果在用药期间病情加重或有新的症状出现，请前往呼吸专科门诊复诊，切勿自行停药或减量。

6.长期外出忘了带药怎么办？

若长期外出（如出差、旅游等）忘记带药，建议家人通过快递形式寄送药物，或在当地医院的呼吸专科门诊就诊开药。

7.药物没有接上，停了几天，是不是影响很大？

不建议断续用药，请根据装置数字显示窗提示，提前备药。若特殊原因不能按时用药，请结合症状，若呼吸困难或咳嗽等症状加重时，请及时去医院就医。

（三）关于药物的副作用

1.用药后感觉心悸是怎么回事？

（1）短效 β_2 受体激动剂（如万托林气雾剂），其副作用为心慌、心悸、心跳加快，个别患者会出现肌颤和手抖。

（2）长效 β_2 受体激动剂：即常用的福莫特罗或者沙美特罗类药物，也会引起心悸，但随着用药的时间延长，副作用也会减轻。

2.装置里面有激素药的话，长期使用会不会对身体不好？

吸入治疗涉及的激素主要是吸入用糖皮质激素，作用在于治疗呼吸道炎症，与口服或者静脉用药相比，吸入用糖皮质激素剂量非常少，对人体的副作用也相对低。因此，激素用药利大于弊，尽管可能存在一定的副作用，病情需要也应遵医嘱用药。

3.为什么用药后我会呛咳？

可能是深呼吸时方法不当导致支气管痉挛，请按照正确的吸入方法规范呼吸方式，保证药物有效吸入。

4.用药后我出现声音沙哑是怎么回事呢?

对于吸入药物糖皮质激素类在使用过程中,可能存在支气管痉挛咳嗽、咽喉炎、声音嘶哑、口腔念珠菌感染等不良反应,停药后症状会逐渐消失。如用药后不良反应影响日常生活,可以就诊请呼吸专科医生调整用药。

5.吸入药物以后喉咙很痛,请问是怎么回事呢?

（1）可能因为用药前口腔就有真菌感染,吸入药物后若长时间没有及时漱口,药物残留口腔导致真菌感染、咽喉疼痛等不良反应。

（2）也可能因为深吸气时呼吸方式不规范导致。出现这些症状时不用紧张,可以咨询医生或护士,寻找合适的解决办法。

（四）关于药物费用

吸入装置那么贵,医保可以报销吗?

目前:都保、舒利迭、思力华、欧乐欣在全国多地已纳入门特报销。通过办理特殊门诊,开药时可以社保报账。纳入慢病门诊特殊疾病管理的慢阻肺患者,开药时可以通过医保报销,详情请前往当地医院或社保机构咨询。

六、机械通气患者雾化治疗

机械通气患者雾化治疗时,气溶胶从雾化装置中产生并输送入呼吸机管路,在正压的作用下输送抵达下呼吸道。规范雾化治疗中的各个环节有利于提高雾化药物的输送效率和保障治疗效果,在机械通气雾化治疗时需要注意以下几点:

（1）机械通气患者接受支气管扩张剂雾化治疗时,应密切观察患者症状及生命体征,如出现频繁咳嗽、气促、气道痉挛等症状时,应立即暂停雾化治疗进行观察,待缓解后评估是否继续雾化治疗。在单药使用效果不佳或者剂量过大产生副作用的情况下,可以考虑 β_2 受体激动剂和异丙托溴铵联合用药。

（2）机械通气患者需要祛痰治疗时,可遵医嘱雾化吸入 N-乙酰半胱氨酸以降低痰液黏稠度。

（3）对于多重耐药 G- 性菌感染的呼吸机相关肺炎/医院获得性肺炎患者,可考虑全身抗菌药物联合雾化吸入抗生素治疗,以改善肺炎治愈率、提高呼吸道细菌清除率,常见雾化药物包括甲磺酸盐粘菌素、氨基糖苷类（阿米卡星、妥布霉素）、头孢他啶。

（4）机械通气应用的雾化装置主要有喷射雾化器、超声雾化器及振动筛孔雾化器,综合考虑患者疾病治疗需求、药物治疗成本与成本效益,建议选择喷射雾化器。此外，配备雾化功能的呼吸机驱动的喷射雾化器，不需要额外气源驱动，操作简便易被医护人员接受，患者舒适度更佳，但配备雾化功能的呼吸机成本较高。

（5）机械通气患者雾化治疗时，无基础气流状态下，小容量雾化装置应置于距 Y 管 15 cm 处以提高雾化效率；有基础气流状态下，小容量雾化装置置于离患者较远处以提高雾化效率。

（6）机械通气患者雾化时原则上不需要调整呼吸机参数，除非患者病情发生变化。

（7）对于接受无创通气的患者，无创通气时雾化装置的位置应置于面罩与呼气阀之间，会增加雾化药物的肺部沉积率，提高雾化吸入剂量，进而提高雾化效率。

（冯梅、马文娟、冯晨）

参考文献

[1] 中国医学装备协会呼吸病学专委会吸入治疗与呼吸康复学组. 稳定期慢性气道疾病吸入装置规范应用中国专家共识（2023 版）[J]. 中华结核和呼吸杂志, 2023, 46（1）:28-40.

[2] 孙琳, 吴小玲, 马文娟等. 哮喘患者不同吸入方式的效能比较 [J]. 中国呼吸与危重监护杂志, 2021,20（5）:335-338.

[3] 瞿茜, 商薇薇, 胡婉婷, 等. 成人雾化吸入护理实践的最佳证据总结. 中华现代护理杂志, 2021, 27（20）:2697-2702.

[4] 中国老年医学会呼吸病学分会, 中国康复医疗机构联盟呼吸康复专业委员会. 吸入疗法在呼吸康复中应用的中国专家共识 [J]. 中华结核和呼吸杂志, 2022, 45（8）:753-761.

[5] 中华医学会临床药学分会《雾化吸入疗法合理用药专家共识》编写组. 雾化吸入疗法合理用药专家共识（2019 年版）[J]. 医药导报, 2019,38（2）:135-146.

[6] 中华医学会呼吸病学分会. 雾化祛痰临床应用的中国专家共识 [J]. 中华结核和呼吸杂志, 2021, 44（4）:340-348.

[7] 欧阳超, 吴登峰, 余镔, 等. 双支气管舒张剂在稳定期慢阻肺治疗的现状与趋势 [J]. 中华结核和呼吸杂志, 2021, 44（1）:70-73.

[8]NewmanSP. Drug delivery to the lungs: challenges and opportunities[J]. Ther Deliv, 2017, 8（8）:647-661. DOI: 10.4155/tde-2017-0037.

[9] 童朝晖. 慢性阻塞性肺疾病维持治疗期吸入药物的研究进展 [J]. 中华结核和呼吸杂志, 2019, 42（5）: 398-400.

[10]ChenSY, HuangCK, PengHC, et al. Inappropriate peak inspiratory flow rate with dry powder inhaler

in chronic obstructive pulmonary disease[J]. Sci Rep, 2020, 10（1）:7271.

[11] Di MarcoF, SotgiuG, SantusP, et al. Long-acting bronchodilators improve exercise capacity in COPD patients: a systematic review and meta-analysis[J]. Respir Res, 2018, 19（1）: 18-25.

[12] TroostersT, MaltaisF, LeidyN, et al. Effect of Bronchodilation, Exercise Training, and Behavior Modification on Symptoms and Physical Activity in Chronic Obstructive Pulmonary Disease[J]. Am J Respir Crit Care Med, 2018, 198（8）: 1021-1032.

[13] MaltaisF, O'DonnellD, GáldizIJB, et al. Effect of 12 weeks of once-daily tiotropium/olodaterol on exercise endurance during constant work-rate cycling and endurance shuttle walking in chronic obstructive pulmonary disease[J]. Ther Adv Respir Dis, 2018, 12: 1753465818755091.

[14] GregorianoC, DieterleT, BreitensteinAL, et al. Use and inhalation technique of inhaled medication in patients with asthma and COPD: data from a randomized controlled trial[J]. Respir Res, 2018, 19（1）: 237.

[15] 李为民, 陈霞 . 呼吸系统与疾病（第二版）[M]. 人民卫生出版社 , 2022.

[16] 中华医学会重症医学分会重症呼吸学组 . 机械通气患者雾化治疗指南 [J]. 中华重症医学电子杂志 , 2021. 7（3）: 193-203.

[17] 隗强等 , 机械通气雾化吸入治疗临床路径 [J]. 中华危重病急救医学 , 2020. 32（12）: 1409-1413.

[18] 杨依磊, 等 . 多黏菌素 B 雾化吸入在机械通气重症肺炎患者中的有效性和安全性 [J]. 中国药房 , 2023. 34（19）: 2385-2390.

呼吸康复活动中的氧疗

【概述】

氧气疗法，简称氧疗，指在常压下通过简单的连接管道增加吸入氧浓度，提高肺泡氧分压、动脉血氧分压和血氧饱和度，增加向组织的供氧能力，改善乃至纠正组织缺氧的方法。

长期家庭氧疗（Long-term domiciliary oxygen therapy，LTOT）（图 13-1）是指慢性低氧血症的患者（包括运动和睡眠时低氧血症）每日吸氧 ≥ 15 小时，并持续至少达 6 个月以上。慢阻肺患者长期家庭氧疗的指针为：静息时吸空气状态下，$PaO_2 \leq 55 \text{ mmHg}$，$SaO_2 \leq 88\%$；$PaO_2 55 \sim 59 \text{ mmHg}$ 伴有继发性红细胞增多、肺动脉高压、肺心病者。

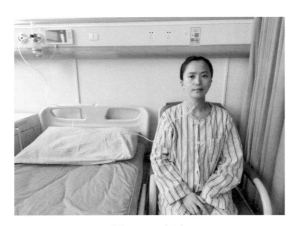

图 13-1　氧疗

【氧疗与康复】

氧疗是慢阻肺患者常用的治疗方法，研究表明坚持长期氧疗有助于提高患者生活质量及自理能力，改善症状，降低住院费用。运动能力是衡量疾病严重程度的重要指标，亦是判断患者治疗预后的有效指标，是患者最强的死亡预测因素，与患者肺功能水平呈正相关性。因此，运动是慢阻肺患者综合性康复方案的基石。

研究表明，在家庭氧疗的基础上联合肺康复运动训练（图 13-2），较单纯家庭氧疗能更好地提高中重度慢阻肺患者的运动能力和生活质量。由于运动诱发严重低氧血症的患者，在康复运动训练期间应采用氧疗。运动未诱发严重低氧血症的患者，在高强度运动训练期间采用氧疗，可进一步改善运动耐力。

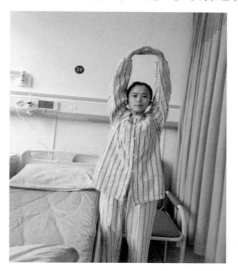 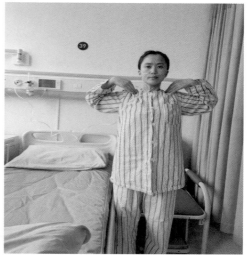

图 13-2　带氧气管做康复运动

【氧疗 + 康复的护理要点】

安全是开展肺康复运动的前提，在康复运动中实施氧疗应注意：

（1）对于正在接受氧疗的患者，康复运动中不应中断氧疗，同时应根据患者通气需求，调节适宜的给氧浓度，使患者的指脉氧饱和度维持在 90% 以上。

（2）根据患者活动范围，选择适宜长度的氧气管，并妥善固定，避免康复过程中氧气管脱落、折叠、受压。

（3）康复运动时应确保用氧安全，妥善固定供氧装置（尤其是采用氧气瓶供氧的），避免靠近火源。

（4）长期家庭氧疗期间需进行康复运动的患者，供氧设备优选制氧机（图 13-3、图 13-4），选购时应注意：①机器应便于移动、噪声低，且可连续运行。②寿命以小时衡量，并有良好的售后服务。③需考虑制氧机最大输出流量（氧浓度恒定且达到 90% 及以上），慢阻肺患者建议使用 5L 及以上制氧机，行家庭无创通气治疗时应选择 8L 及以上制氧机。

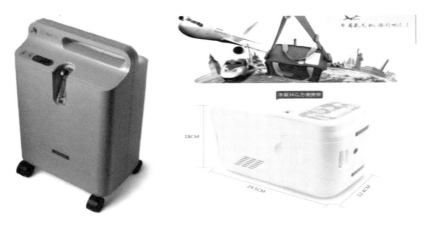

图 13-3　制氧机　　　　　　　　　　图 13-5　便携式制氧机

（5）制氧机使用的日常维护：①过滤器每周清洁 2 次，滤芯（图 13-6）由专业工程师每 3 个月或 1 000 小时更换一次。②湿化液：可选用蒸馏水、纯净水，湿化液的量在湿化瓶的 1/2，并每天更换。③湿化瓶：每周消毒更换 1 ~ 2 次。

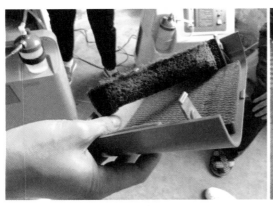 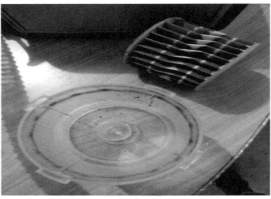

图 13-5　制氧机空气过滤膜　　　　　　图 13-6　制氧机滤芯

【不同吸氧衔接的特点】

根据不同吸氧装置提供的气流流速能否满足患者的分钟通气量，将供氧装置分为两大类，即低流速装置（只提供患者吸入气体的一部分，提供一个可变的吸入氧浓度）和高流速装置（提供患者所需的全部吸入气体，提供一个精确的吸入氧浓度）。

1.鼻塞、鼻导管

鼻塞和鼻导管是临床上最常用的方法，具有简便、价廉、舒适等特点，可允许患者在一定范围内活动，且不影响患者咳嗽、咳痰、进食和谈话。鼻塞放置位置在鼻前庭（入鼻腔深度不超过 1.5 cm），鼻塞大小以不超过鼻孔孔径 1/2 为宜。研究显示，双鼻塞（图 13-7）吸氧的舒适度优于单鼻塞（图 13-8）。

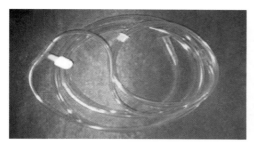 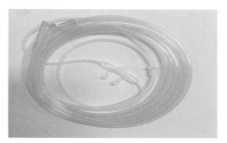

图 13-7 双鼻塞氧气管 　　　　图 13-8 单鼻塞氧气管

鼻塞吸氧注意事项：

①适用于低流量、低浓度给氧。②所提供氧浓度约 25% ～ 45%。③氧流量 < 4 L/min 时，可根据情况选择非湿化氧疗。④氧流量 > 6 L/min 时，会增加局部刺激，造成粘膜干燥，且给氧浓度不再增加。

2.简易面罩

简易面罩（图 13-9）可贮存 100 ～ 200 ml 氧气，侧孔允许空气卷入和呼出气排出，提供给患者不同浓度的氧气，取决于氧流量和患者的呼吸方式，可提供 40% ～ 60% 的氧浓度，氧流量一般为 5 ～ 10 L/min。使用简易面罩时，患者吸气流速可能超过面罩的气体流速，因此简易面罩的气体流速不能小于 5 L/min，小于 5 L/min 的氧流量会增加呼吸阻力，且可能会导致二氧化碳在面罩里集聚及重复呼吸。此面罩适合 Ⅰ 型呼吸衰竭患者，Ⅱ 型呼吸衰竭患者不适用。

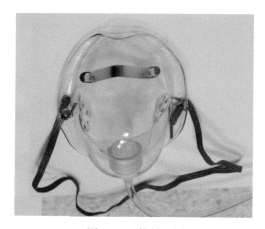

图 13-9　简易面罩

3. 部分重复呼吸面罩

部分重复呼吸面罩（图 13-10）是在简易面罩下配置一个乳胶或塑料制作的储气袋，氧气持续流入储气袋，呼气时，呼出气的前 1/3 进入储气袋和氧气混合，剩余部分通过呼气孔排出。吸气时，患者重复吸入部分呼出气体。能提供的氧流量为 5 ~ 15 L/min，给氧浓度 50% ~ 70%，适用于换气功能障碍伴严重低氧血症的急性患者。

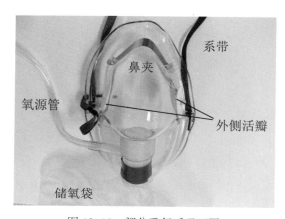

图 13-10　部分重复呼吸面罩

4. 非重复呼吸面罩

非重复呼吸面罩（图 13-11）与部分重复呼吸面罩的区别在于其增加了两套（3个）单向活瓣。一套位于面罩外两侧的呼气孔上，吸气时关闭，保证所有吸入气体来自储气袋，呼气时打开，便于呼出气排出。一套位于面罩和储气袋之间，吸气时打开,呼气时关闭,以避免呼出气进入储气袋。在氧流量 12 ~ 15 L/min 时,氧浓度可达 80% ~ 100%,适用于换气功能障碍伴严重低氧血症的急性患者。

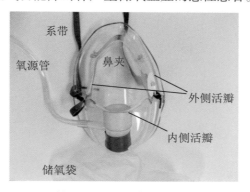

图 13-11 非重复呼吸面罩

5. 文丘里面罩

文丘里面罩(图 13-12)利用 Venturi 原理(图 13-13),氧气经狭窄的孔道进入面罩时,在喷射气流的周围产生负压,携带一定量的空气从开放边缘流入面罩形成高流量的空氧混合气体。

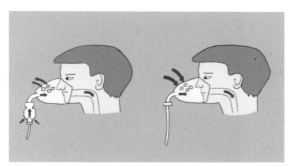

图 13-12 文丘里与普通面罩

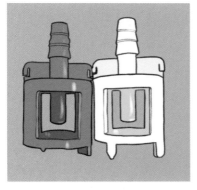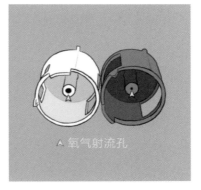

图 13-13 文丘里装置射流孔

文丘里面罩的特点：吸氧浓度恒定，不受患者呼吸形态的影响，所提供氧浓度取决于射流孔口径、空气流入口径、氧流量大小，最高为50%。高流速气体不断冲刷面罩内部，无二氧化碳重复呼吸的发生。使用中应确保氧流量与文丘里装置标志一致，才能确保给氧浓度准确（图13-14、图13-15）。

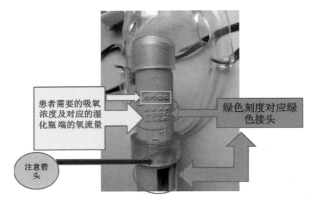

图 13-14　文丘里装置连接

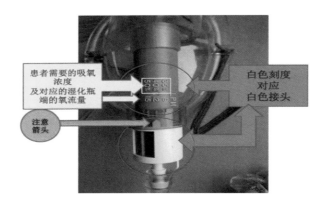

图 13-15　文丘里装置连接

6. 经鼻高流量氧疗

经鼻高流量氧疗（High-flow Nasal Cannula，HFNC）（图13-16、表13-1）指通过无须密封的导管经鼻或气切导管直接将经过加温湿化后的高流量空氧混合气体输送给患者的一种氧疗方式，由三部分构成，分别是湿化器、气体传送管道、鼻导管。

（1）经鼻高流量氧疗具备以下特点：① 最大限度地减少空气吸入，输送的给氧浓度更稳定。②高流量气体冲刷可以减少鼻咽部解剖无效腔。③产生低水平气道正压，增加呼气末肺容积，改善氧合。④提供温度31℃～37℃，相对湿度100%的恒温、恒湿气体，确保气道处于最好的保护状态，提高患者舒适度和耐受性，增加黏液含水量，促进分泌物清除，避免上皮细胞损伤，降低呼吸代谢成本，减少呼吸代谢做功。

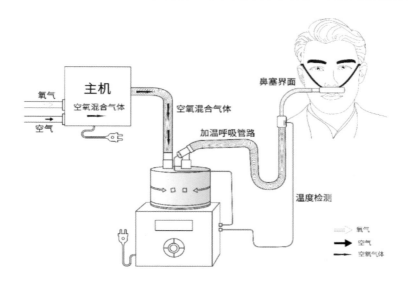

图 13-16 经鼻高流量结构图

表 13-1 HFNC 与普通氧疗的比较

	普通氧疗	HFNC
流速	1 ~ 10 L/min	可高到 50 ~ 70 L/min
氧合改善效果	一般	可产生低水平 CPAP 效应，每上调 10 L/min，相当于增加 1 cmH$_2$O 的压力，改善氧合效果更佳
湿化效果	较差	更佳
氧浓度精确	不精确	精准调节吸氧浓度 21% ~ 100%

（2）HFNC 与无创正压通气的相同之处：①核心部分都有涡轮和电磁阀，维持高流量气体和参数切换，都能进行气体加温加湿。②都是传统意义上的正压通气，可以维持一定水平的 PEEP，改善氧合。③都是开放气道，允许漏气。④都可以通过正压打开气道，减少死腔，改善通气。

（3）HFNC 与无创正压通气的不同之处见表 13-2。

表 13-2 HFNC 与无创正压通气的不同之处

	HFNC	无创正压通气
模式设置	只提供持续正压，即 CPAP	可设置不同水平的通气模式（BiPAP、CPAP）
适应证	主要适用于轻、中度低氧血症患者	广泛应用于 I 型及 II 型呼吸衰竭
主要优势	关注恒温恒湿和提供相对精确浓度的氧疗，易操作	主要改善患者通气与换气功能，解决低氧和高碳酸血症
连接方式	主要通过鼻塞进行氧疗	主要通过口鼻面罩、鼻罩进行治疗
人机配合	无须人机配合及呼吸切换	需要人机配合，人机同步性直接决定治疗成败
气道管理	有利于咳嗽和气道保护	需要关注气道湿化问题

（4）HFNC 的操作流程见表 13-3。

表 13-3 HFNC 的操作流程（以费雪派克经鼻高流量仪为例）

第一步	携用物至床旁，解释、核对、评估	
第二步	检查并清洁鼻腔	
第三步	清洁氧源接口处	

续表

第四步	消毒、准备灭菌注射用水	
第五步	连接湿化罐、灭菌注射用水	
第六步	连接加热呼吸管路	
第七步	连接鼻塞导管、氧源、氧气管	
第八步	开机，参数设置	
第九步	佩戴并妥善固定鼻塞导管	

续表

第十步	健康教育、整理用物	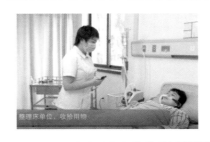

（万群芳、蒋丽、邓青芳）

参考文献

[1] 陈荣昌, 钟南山, 刘又宁. 呼吸病学 [M]. 北京: 人民卫生出版社, 2022.

[2] 齐晓玖, 吴欣娟, 高艳红, 等.《成人经鼻高流量氧疗护理规范》团体标准解读 [J]. 中华急危重症护理杂志, 2023,4(2):136-139.

[3] 谈定玉, 吕菁君, 罗杰英, 等. 急诊成人经鼻高流量氧疗临床应用专家共识 [J]. 中国急救医学, 2021,41(9):739-749.

[4] 张艳红, 罗彩凤, 米元元, 等. 慢性阻塞性肺疾病患者长期氧疗管理的最佳证据总结 [J]. 护理学报, 2021,28(15):35-41.

[5] 陶国芳, 鲍杨娟, 杨苏, 等. 慢性阻塞性肺疾病患者家庭氧疗管理的最佳证据总结 [J]. 中华护理杂志, 2021,56(7):983-990.

[6] 上海市医学会呼吸病学专科分会肺功能学组. 成人慢性肺部疾病家庭氧疗上海专家共识 [J]. 上海医学, 2021,44(11):789-794.

第十四章

呼吸康复中的无创通气支持

【概述】

无创通气（Non-invasive ventilation，NIV）是指不需要建立人工气道而进行的辅助机械通气。

无创正压通气（noninvasive positive pressure ventilation，NPPV）：是指不需要建立人工气道，经口鼻面罩将呼吸机与患者相连接的机械通气。

无创正压通气的优点：① 避免了气管插管/气管切开的多种损伤和并发症。② 保留正常的生理功能，患者痛苦小、易于接受。③ 改善通气量和肺的氧合功能，减轻呼吸肌负担。④ 降低病死率。

无创正压通气的缺点：① 因没有密闭的气道，漏气量过大会影响通气效果。② 无法为危重患者提供有效的气道管理。③ 口鼻面罩佩戴松紧不适宜，容易发生鼻面部损伤。

无创正压通气的基本工作原理为：在呼吸全周期给予一个正性压力支持（图 14-1）。

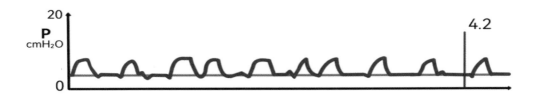

图 14-1　NPPV 压力支持波形图

【无创正压通气与康复】

呼吸康复的主要对象是慢性阻塞性肺疾病患者，其中运动训练是综合性康复方案的基石，对于没有运动训练禁忌证的患者可在 NPPV 治疗的同时进行康复。国内外研究显示，目前 NPPV+ 康复的方案有两种：① 在康复训练中使用 NPPV（日间 NPPV+ 康复）。② 日间进行康复，夜间使用 NPPV（夜间 NPPV+ 康复）；以上两种方式均能使慢性阻塞性肺疾病患者的呼吸肌得到休息，改善肺功能，提升运动耐力。

具体运动方式包括：

（1）上肢功能锻炼（图 14-2）：能提升患者的日常生活能力，增加前臂运动能力，减少通气需求。

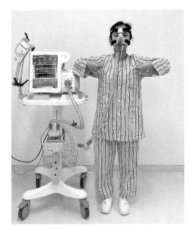

图 14-2　上肢功能锻炼

（2）下肢功能锻炼（图 14-3）：卧床"静养"会导致患者肌量每周减少 5%，3 ~ 5 周肌力下降 50%，慢阻肺患者大腿中部横截面积小于 70 cm^2，死亡率增加 4 倍。因此，下肢运动训练应作为慢阻肺患者康复的强制性内容。

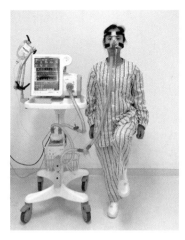

图 14-3　下肢功能锻炼

（3）呼吸康复操（图14-4）：上下肢合并训练较单纯上肢或者下肢训练能更显著地改善运动能力和生活质量。

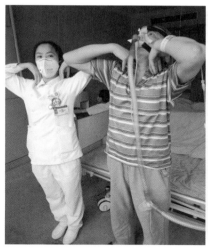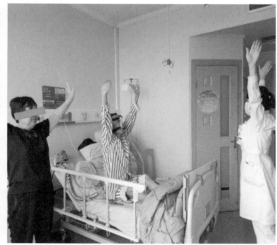

图 14-4　呼吸康复操

【NPPV+康复的护理要点】

（1）在康复运动过程中患者的通气需求增加，需要更高水平的通气支持，因此在运动过程中应密切关注患者的通气情况，根据需要可适当调高压力支持水平。部分患者因通气需求增加，可能通过张口呼吸来增加通气量，但同时也会导致漏气量过大，必要时可将鼻罩更换为口鼻面罩或全面罩。

（2）康复运动时应确保周围环境安全，并配有相应安全保护措施及应急抢救设备。运动过程中应密切监测患者的生命体征、指脉氧饱和度情况、呼吸困难程度，若患者出现呼吸频率较基线增加大于 10 次 / 分、心率较基线增加 20% 或明显降低，负重能力下降、疲劳、面色苍白、大汗淋漓等，应立即停止康复训练，必要时进行相应紧急处理。

【无创正压通气基础知识】

无创正压通气常用模式包括持续气道正压通气（continuous positive airway pressure，CPAP）和双水平气道正压通气（bilevel positive airway pressure，BiPAP）。

1. 以下介绍常用的模式：

（1）自主呼吸模式（spontaneous triggered）（图 14-5）：同步触发（PSV + PEEP），即呼吸机根据患者自主呼吸给予送气（吸气压或呼气压），没有吸气时间限定。

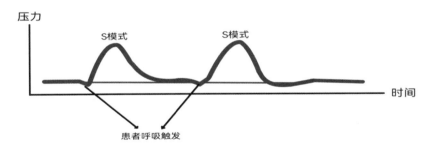

图 14-5 自主呼吸模式

（2）时间控制模式（timed safety frequency）（图 14-6）：定时模式（PCV+PEEP），即呼吸机按预设的压力、呼吸频率及吸呼比完全控制患者呼吸。

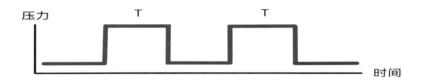

图 14-6 时间控制模式

（3）自主触发 / 后备时间控制模式（spontaneous/Timed）（图 14-7）：患者可自主触发 IPAP/EPAP 的转换，以呼吸频率为切换点。当患者呼吸频率高于设置后备频率时，患者在 IPAP、EPAP 和 FiO$_2$ 的帮助下进行自主呼吸。当患者呼吸频率低于设置频率或者不能触发呼吸机时，呼吸机自动启用 T 模式，并以设置的后备频率及吸气时间来控制患者呼吸。

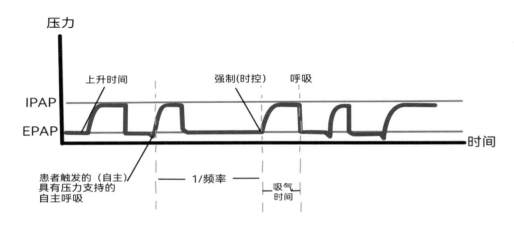

图 14-7 自主触发 / 后备时间控制模式

（4）压力控制通气模式（PCV）（图 14-8）：该模式下，每一次呼吸均有吸气时间限定，呼气与吸气之间的转换用时间切换。可通过延长吸气时间来降低患者的自主呼吸频率，提高潮气量，但会影响患者的舒适度。常用于气管插管患者、呼吸频率过快患者，也可用于肺顺应性较差的患者。

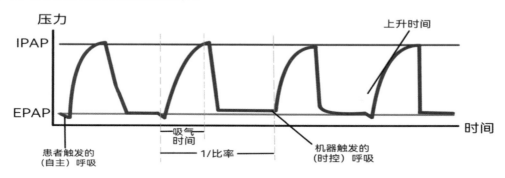

图 14-8 压力控制通气模式

（5）平均容积保证压力支持模式（AVAPS）（图 14-9）：设置吸气相的最低压力和最高压力，呼气相压力恒定，呼吸机自动调节压力高低，使实际潮气量达到预设的潮气量。当潮气量低于目标值时则提高压力支持，反之则降低压力支持。

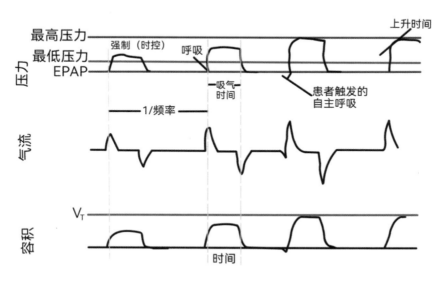

图 14-9 平均容积保证压力支持模式

（6）持续气道正压通气模式（CPAP）（图 14-10）：呼吸机在吸气相和呼气相持续输送一定的正压，主要作用是扩张气道和塌陷的肺泡，形成"气体支架"使上气道保持开放。

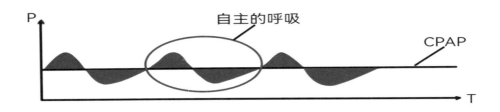

图 14-10　持续气道正压通气模式

2. 常用参数的意义

（1）IPAP- 吸气气道正压（吸气压）：在患者吸气时给予一个压力支持，作用是克服气道阻力，减轻呼吸肌做功，增加通气量，改善二氧化碳潴留。初始压力一般为 8 ～ 10 cmH_2O，5 ～ 30 分钟内逐渐增至合适的治疗水平（满意的通气效果，患者能够耐受），常用范围为 12 ～ 20 cmH_2O，最大不宜超过 25 cmH_2O，以免超过食管下端贲门括约肌张力而引起胃肠胀气或其他副作用。

（2）EPAP- 呼气气道正压（呼气压）：在患者呼气时给予一个较低的压力支持，作用是防止小气道过早陷闭，增加功能残气量，改善氧合，克服内源性呼气末正压（PEEPi），改善吸气触发，减轻呼吸肌做功，改善呼吸肌疲劳。通常设置在 4 ～ 6 cmH_2O。过低：< 4 cmH_2O 有二氧化碳重复吸收的危险。过高：肺泡内压和胸膜腔内压升高，从而在一定程度上压迫肺循环血管床、肺内大血管和心脏，使肺血管阻力、肺动脉压和中心静脉压升高，增加右心后负荷，并限制静脉回流，导致心排血量下降和继发性低血压等血流动力学影响及气压伤。一般设置的压力为 PEEPi 的 50% ～ 80%，COPD 患者一般不超过 7 cmH_2O，ARDS 患者可适当增加（小于 12 cmH_2O），但病情缓解后应及时缓慢下调。

（3）PS- 压力差：IPAP 与 EPAP 的差值，是无创正压通气的驱动压，其大小决定潮气量，对于 II 型呼吸衰竭患者其至少 ≥ 6 ～ 8 cmH_2O。

表 14-1 ZPAP 与 EPAP 的调整

调整		理想结果
IPAP	上升	增加潮气量：增加通气，降低 PaCO$_2$
	下降	降低潮气量：减少通气，升高 PaCO$_2$
EPAP	上升	增加 FRC，升高 PaO$_2$，降低潮气量，在 PEEPi 存在的情况下改善吸气触发，增加同步性
	下降	减少 FRC，降低 PaO$_2$，增加潮气量

（4）给氧浓度（FiO$_2$）：是指呼吸机所输送的氧气浓度，可调范围 21% ～ 100%，根据动脉血气分析结果及指脉氧饱和度进行调节。原则是：当 IPAP 和 EPAP 都已调节至患者可耐受的最高压力时，使指脉氧饱和度维持在 90% 以上的最小给氧浓度。超过 50% 时，应请示医生，并详细记录。

（5）呼吸频率（备用，S 与 T 模式切换点）：一般设置为接近生理呼吸频率，成人 12 ～ 16 次 / 分；自主呼吸频率较快的患者设置稍低于其自身呼吸频率 2 ～ 4 次 / 分。

表 14-2 呼吸频率的调整

调整		理想结果
FiO$_2$	上升	增加 PaO$_2$
	下降	降低 PaO$_2$
频率控制	上升	在时间模式下增加分钟通气量，降低 PaCO$_2$
	下降	在时间模式下降低分钟通气量，升高 PaCO$_2$

（6）吸气时间（备用，T 模式 /PCV 模式下启动）：是指呼吸周期中吸气相输送气体的时间。设置原则是：要有利于吸入气体在肺内的均匀分布和氧合，通常情况下的 I:E 多设置在 1：（1.5 ～ 2）。气流受限的慢阻肺患者设置在 1：（2.0 ～ 3.0），限制性通气功能障碍患者设置在 1：（1.0 ～ 1.5）。

（7）吸气压力上升时间：为触发吸气后，吸气压力达到目标压力的时间，使人机同步性更好。可调节范围为 1 ～ 5 档，相当于 0.1 ～ 0.5 秒。参考设置如表 14-3：

表 14-3 吸气压力上升时间设置参考

呼吸频率	吸气压力上升时间
＜ 25 次 / 分	0.2 ～ 0.4 秒
25 ～ 35 次 / 分	0.1 ～ 0.2 秒

（万群芳、蒋丽、邓青芳）

参考文献

[1] 吴小玲、王茂筠、梁国鹏, 等. 无创通气技术临床实用手册 [M]. 北京: 科学出版社, 2021.

[2] 陈荣昌, 钟南山, 刘又宁. 呼吸病学 [M]. 北京: 人民卫生出版社, 2022.

第十五章

有创机械通气患者的呼吸康复

【概述】

机械通气（mechanical ventilation，MV）是指通过建立气道口与肺泡间的压力差，改善或维持通气和换气功能，纠正低氧血症和（或）高碳酸血症导致的病理生理和代谢改变的一种呼吸支持技术。

有创机械通气（invasive mechanical ventilation，IMV）又称人工气道机械通气，它是借助于人工气道（主要有气管插管和气管切开两种基本方式）连接呼吸机进行的机械通气方式，其主要优点是容易维持适当的通气，保障呼吸道的有效引流，缺点是创伤大，并发症多。

【有创机械通气与康复】

有创机械通气的患者常因约束制动、长期卧床、使用镇痛镇静甚至肌肉松弛剂等出现多种并发症，包括呼吸机相关性肺炎（ventilator associated pneumonia，VAP）、呼吸机相关性膈肌功能障碍（ventilator-induced diaphragm dysfunction，VIDD）、重症监护病房获得性衰弱（intensive care unit-acquired weakness，ICU-AW）以及谵妄等，这些并发症会导致患者运动功能及认知功能障碍，不仅在短期内延长患者机械通气时间及 ICU 住院时间，还可能影响患者远期功能恢复及生活质量。

呼吸康复可以减轻危重症患者生理、心理等方面的功能障碍，减缓病情的进展和恶化，并预防并发症。相关指南建议 ICU 患者在机械通气的第 1 天或第 2 天开始进行康复治疗是可行、安全和有益的，主要内容包括早期活动、气道廓清技术、胸廓放松训练、呼吸肌训练、咳嗽训练及物理因子治疗等。其中早期活动是重症康复中最基础和最重要的内容，尤其是在机械通气患者的康复治疗中，对改善患者肌力，缩短机械通气时间，减少 ICU 滞留时间，改善患者生活质量等方面有重要的作用。早期活动主要内容包括规律的床上活动（关节活动范围训练、踏车训练、抗阻训练、被动神经肌肉电刺激等）及转移训练，包括被动转移（斜坡卧位、床上端坐位、移位机转移）和主动转移（坐在床边、坐在椅子上、站立和步行等）。

一、早期活动的介入及终止指征

ICU 患者早期活动相关不良事件的发生率较低（≤ 4%），而对不良事件的过度关注可能会阻碍早期活动的进行。为了确保早期活动的安全性，并将不良事件发生的风险降至最低，在进行任何活动干预之前需要对患者进行充分的评估。因此，在入住 ICU 24h 后通过评估符合以下条件者（见表 15-1），方可启动早期活动。

表 15-1　早期活动介入指征及终止指征

	· RASS 评分：-4，-5，+3，+4 · 谵妄 · 24 小时内无活动性癫痫	· 意识水平下降或出现明显躁动
呼吸系统	· 外周血氧饱和度 SPO2 ≥ 90% · 呼吸频率 ≤ 40 次 / 分 · 通气参数： 呼气末正压 PEEP ≤ 10cmH$_2$O 吸氧浓度 FiO2 ≤ 60%	· 外周血氧饱和度 SPO$_2$ < 90% · 呼吸频率 > 40 次 / 分 · 出现人机对抗或管道移位
循环系统	· 40 次 /分 ≤ 心率 ≤ 120 次 / 分 · 90 mmHg ≤ 收缩压 ≤ 180 mmHg · 65 mmHg ≤ 平均动脉压 MAP ≤ 110 mmHg · 无新发的心律失常和心肌缺血，24 h 内未使用抗心律失常药物 · 去甲肾上腺素 / 肾上腺素 ≤ 0.1 μg/（kg·min）	· 心率 < 40 次 / 分或 > 130 次 / 分，或静息心率的基础上下降 > 20% · 收缩压 < 90 mmHg 或 > 180 mmHg 或出现直立性低血压 · 平均动脉压 < 65 mmHg 或 > 110 mmHg · 出现新的心律失常、急性心肌梗死等 · 新使用血管活性药或使用血管活性药物剂量增加。
其他	· 36℃ ≤ T ≤ 38.5℃ · 无活动性出血 · 无不稳定性骨折	· 患者自觉头晕、乏力、胸闷或呼吸困难等症状 · 患者出现跌倒、非计划拔管 / 管道脱落等

注：本表依据澳大利亚关于成人机械通气危重患者早期活动安全标准的专家共识和建议，结合临床实践经验总结。

二、早期活动方案

早期活动方案（见表 15-2），多学科团队的构建是确保患者安全和早期活动顺利实施的首要步骤，团队成员包括医生、护理人员、物理治疗师、呼吸治疗师等专业人员。在进行早期活动之前，需要充分评估患者配合度、躯体活动及肌肉功能水平。早期活动的时间、强度和频率没有固定值，根据患者实际情况，以耐受为主，遵循由被动到主动、循序渐进的原则。

表 15-2 早期活动方案

活动级别	1 级	2 级	3 级	4 级	5 级
评估	较少配合 S5Q=0~5	中等配合 S5Q=0~5	接近完全配合 S5Q=4~5	完全配合 S5Q=5	完全配合 S5Q=5
	不能耐受床上坐起	不能耐受主动转移	$MRC_{sum} \geq 36$	$MRC_{sum} \geq 48$	$MRC_{sum} \geq 48$
转移训练	·2 小时变换体位 ·斜坡卧位 ·辅具固定体位（丁字鞋、手托等）	·2 小时变换体位 ·床上端坐位 ·被动从床转移到椅子/吊床 ·辅具固定体位（丁字鞋、手托等）	·2 小时变换体位 ·被动从床转移到椅子/吊床 ·坐在床边	·坐在床边 ·主动床椅转移 ·辅助下站立（≥2 人/助行器） ·辅助下原地踏步（≥2 人/助行器）	·坐在床边 ·主动床椅转移 ·辅助下站立（≥1 人/助行器） ·辅助下步行（≥1 人/助行器）
床上活动	·被动关节活动 ·被动床上踏车 ·神经肌肉电刺激	·被动/主动关节活动 ·上下肢抗阻 ·被动/主动下肢踏车 ·神经肌肉电刺激	·主动关节活动 ·上下肢抗阻 ·主动下肢踏车 ·ADL 训练	·主动关节活动 ·上下肢抗阻 ·主动下肢踏车 ·ADL 训练	·主动关节活动 ·上下肢抗阻 ·主动下肢踏车 ·ADL 训练

注：本表依据鲁汶大学 Start to move ASAP-UZLeuven：渐进式转移计划和身体活动方案结合临床实践经验总结。S5Q:standardized five questions,5 个标准化问题；MRC:medical research council, 英国医学研究理事会版徒手肌力评估量表；ADL:activity of daily living, 日常生活活动。

第一节 床上活动

一、关节活动范围训练

关节活动范围（range of motion，ROM）训练，简称 ROM 联系，是指根据每一特定关节可活动的范围，通过应用被动或主动的练习方法，维持关节正常的活动度，恢复和改善关节功能的锻炼方法。训练方式分为被动、主动两种，被动关节活动适用于肌力 0 ～ 2 级或不能听从指令进行主动活动的患者，操作简单，安全性高，可有 / 无设备辅助。

（一）操作流程

表 15-3 关节活动的操作流程

操作流程	说明	图示
评估患者	①评估患者的病情、意识状态及配合能力； ②评估患者关节活动度及肌力，无四肢的骨折及关节的不稳定； ③评估患者管路情况（管道在位且固定妥善，无牵拉及打折等）	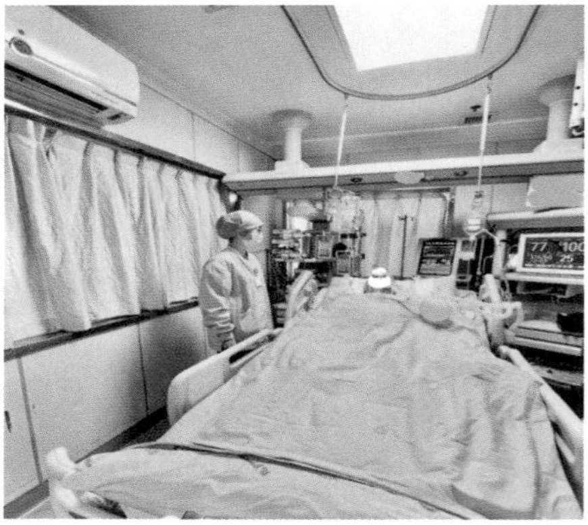
解释、说明	向清醒患者解释关节活动的目的，鼓励患者尽量主动配合	

续表

操作流程	说明	图示
	指关节：操作者一手握住患者的腕关节，一手握住患者的手指做握拳动作	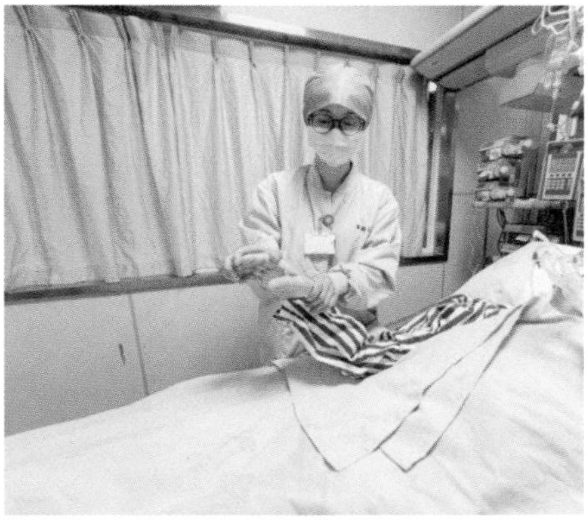
	腕关节：操作者一手固定患者的腕关节近端，一手握住患者的掌部，做掌屈、背伸动作	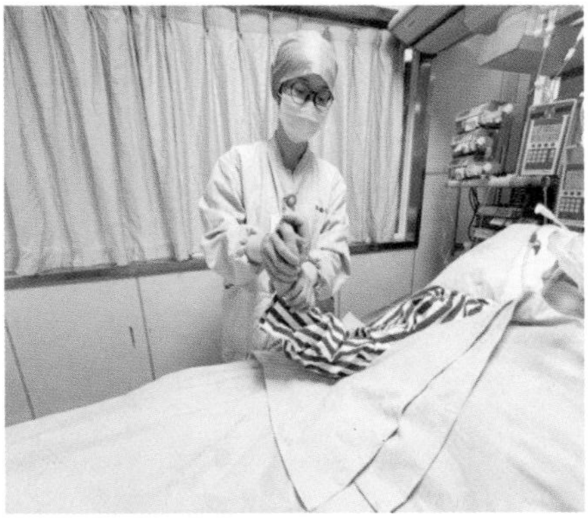
	肘关节：操作者一手固定患者的肘关节，一手托住患者的手腕，做伸展、屈曲动作	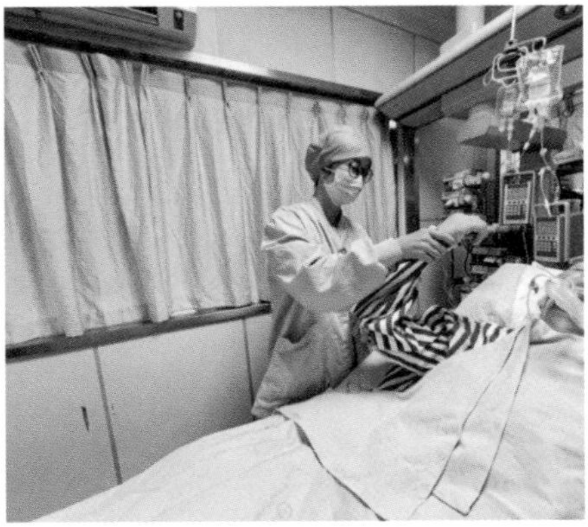

续表

操作流程	说明	图示
	肩关节：操作者一手固定患者的肩关节，一手托住患者的前臂，做前屈、外展、内收动作；操作者一手握住患者的肘关节，另一手握住患者腕的关节，做旋内、旋外动作	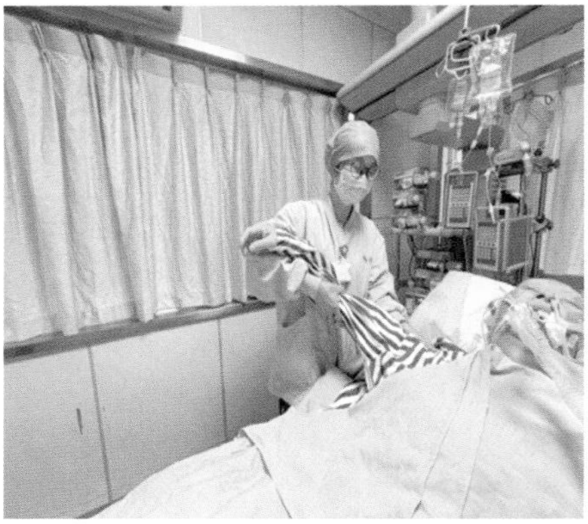
	跖关节：操作者一手握住患者的足底部，另一手握住患侧足趾部分，做屈、伸动作	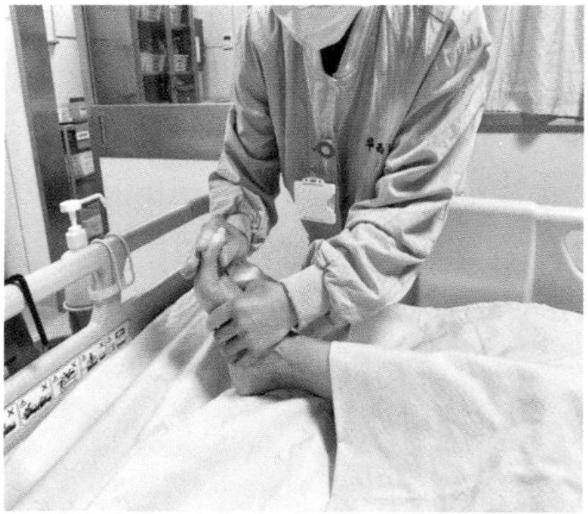
	踝关节：操作者一手固定患者的踝关节近端，一手托住患者的足跟，利用前臂推压足底向头侧牵引，做背屈动作；操作者一手固定患者的踝关节近端，一手握住患者的足掌部分并推压，做趾屈动作；操作者一手固定患者的踝关节近端，另一手握住患者的足底，做内、外翻动作	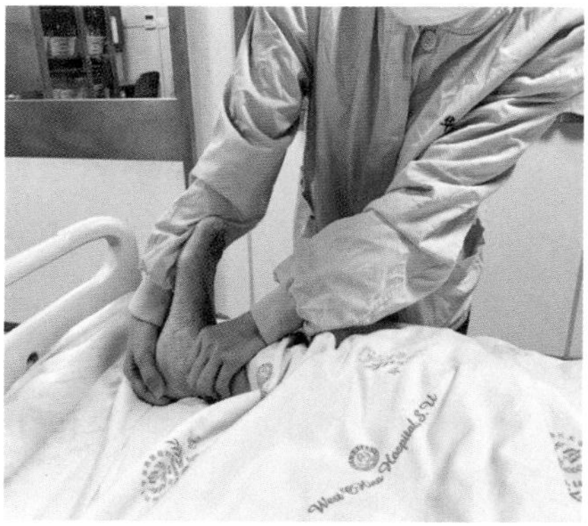

续表

操作流程	说明	图示
	膝关节、髋关节：操作者一手固定患者的膝关节，一手托住患者的足跟，做屈曲、伸展动作	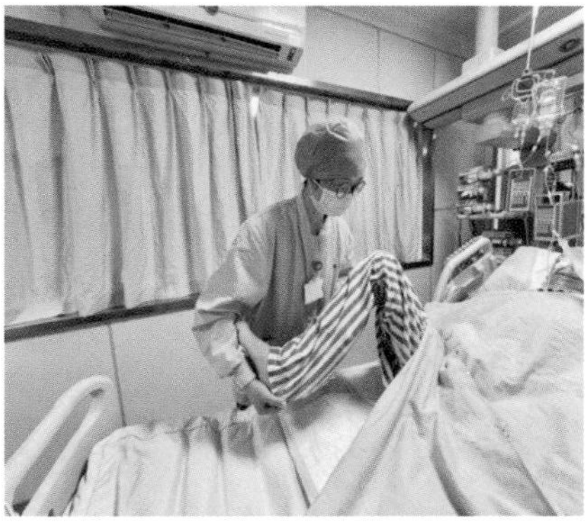
	髋关节：操作者一手托住患者的膝关节后侧，一手托住患者的踝关节，使下肢做外展、内收的动作	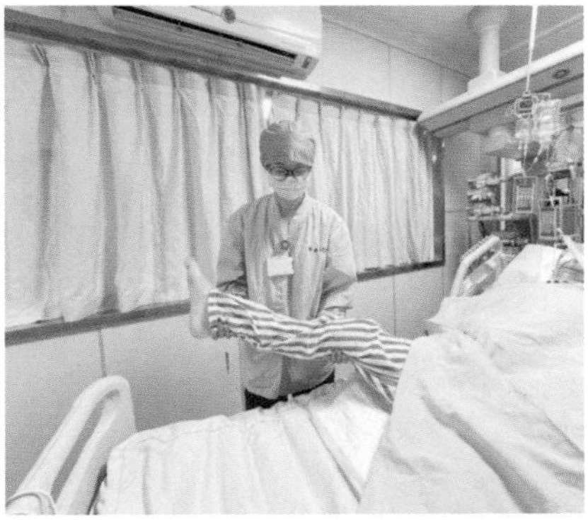

（二）注意事项

（1）在进行关节活动之前需要检查每个关节的活动度，并尽量接近关节最大活动范围。

（2）活动时操作者一手固定活动关节近端，托住肢体远端。动作轻柔，速度缓慢，每个关节至少活动 10 次，早晚各 1 次。

（3）活动过程中密切关注患者的生命体征及表情，当患者出现疼痛、疲劳、痉挛或抵抗时，应停止操作。

（4）患者一旦能配合，应鼓励主动活动或抗阻力下的活动训练，完成从被动关节活动向主动关节活动递进。

（5）活动过程中注意保护患者的隐私。

二、踏车训练

踏车训练（图 15-1）是比较常见的床上活动方式之一，需要借助仪器设备（目前国内比较常见的是床上脚踏车及床旁上下肢主被动康复训练机两种）。踏车训练需要根据患者的情况设置训练模式（被动、主动和主被动模式）和安全参数，可促进肢体血液循环，预防腿部肌肉萎缩及关节挛缩。

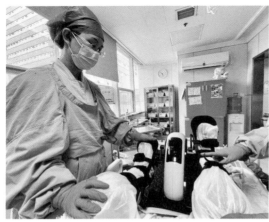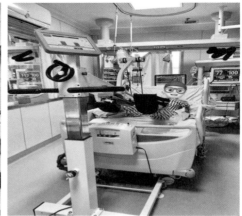

图 15-1　踏车训练

（一）操作流程

踏车训练的操作流程见表 15-4。

表 15-4　踏车训练的操作流程

操作流程	说明	图解
评估患者	①评估患者的病情、意识状态及配合能力； ②评估下肢关节活动度及肌力； ③评估患者腿部情况（无骨折、皮肤无破溃等）； ④评估患者管路情况（管道在位且固定妥善，无牵拉及打折等）	
解释、说明	向清醒患者解释踏车训练的目的，鼓励患者主动配合	

续表

操作流程	说明	图解
	患者取半卧位，用治疗巾＋棉垫保护双下肢	
	设备开机并进行自检通过后，推至床旁，调整设备高度及长度至合适位置	
	将双脚放入踏板，用绑带固定好，调节脚踏伸缩杆并用绑带固定小腿，调节脚踏高度，使下肢屈曲呈中立位，防止外旋	

续表

操作流程	说明	图解
	选择下肢训练功能，根据患者的情况选择训练模式	
	肌力 0 ~ 2 级的患者可选择被动运动模式，通过 "+" "−" 按键控制转速的快慢。最大转速设定值为 60 转 / 分	
	肌力 3 级及以上的患者可选择主动或主，被动运动模式。"主动"模式下，操作者可通过 "+" "−" 按键实时修改阻力的大小。"主被动"模式下，设备可以自动检测患者的状态，判断进入"主动"模式还是"被动"模式。当患者用力时，设备进入主动模式工作，当患者不用力时，设备自动切换到被动模型	

（二）注意事项

（1）训练强度应遵循循序渐进的原则，时间为 20 ~ 30 分钟 / 次，1 天 2 次。

（2）运动之前需要将肢体摆放呈中立位，避免髋关节外展出现关节磨损。

（3）当患者运动过程中出现痉挛，仪器运转会逐渐变慢至停止，然后向相反方向运动，以缓解痉挛，放松肌肉，防止肌肉和关节的损伤。单次训练累计 5 次痉挛，设备将停止工作，操作人员需要及时进行检查，确认没问题后重新开始训练。

（4）运动过程中做好病情监测。

第二节 转移训练

关于转移训练的内容详见第五章，本章节将对气管插管患者转移训练的内容和要点进行阐述（表 15-5）。

转移训练可以改善机械通气患者的通气/血流比值，促进肺复张、气道清除以及辅助咳嗽等。研究建议对于急性呼吸衰竭需要机械通气进行呼吸支持的危重症患者或术后患者，应尽早开始康复治疗，并优先考虑直立位和步态运动。国内外关于借助仪器设备帮助 ICU 卧床患者实现体位转移等早期活动的研究结果显示：显著缩短了患者首次下床活动时间，降低了 ICU 获得性衰弱及谵妄发生率，缩短了机械通气时间及 ICU 住院时间等。

转移训练需要医护技团队的共同参与以确保患者的安全及活动的顺利实施，在进行转移训练之前明确团队成员的分工，包括密切监测患者对治疗和活动的反应、人工气道及呼吸机的管理、输液及引流等管路的管理、仪器设备及线路的管理、患者的转移及移动辅助设备的管理等。

气管插管患者的转移训练依据"早期活动方案"，遵循循序渐进的原则实施，并且根据患者的反应及病情变化，动态调整训练方式、强度和时间。

一、被动转移

被动转移包括斜坡卧位、床上端坐位、移位机转移。

表 15-5 被动转移训练的内容和要点

操作流程	说明	图解
评估患者	①评估患者的病情、意识状态及配合能力； ②评估患者关节活动度及肌力； ③评估患者管路情况（管路安置部位，在位且固定妥善，无牵拉及打折等）； ④转移之前充分吸痰，保持气道通畅； ⑤评估环境适宜做转移训练（地面无湿滑、过道无障碍、符合院感要求）	

<del>
</del>

续表

操作流程	说明	图解
解释、说明	向清醒患者解释操作目的、内容及注意事项，鼓励患者尽量主动配合	
斜坡卧位	适用于不能耐受床上坐起、经股静脉置管行血透治疗或其他原因髋部不能屈曲端坐的患者	
	患者呈半卧位，适当抬高床尾，并在床尾放软枕，双足踩在软枕上，手肿的患者可用"手托"进行抬高及固定	
	根据监护病床的功能及可调节角度范围，调节床体至整体倾斜，首次倾斜角度应以患者耐受为主	
	清醒患者嘱双手握紧床档，腰背部使力，双足交替做踏步动作	
注意事项	①密切观察患者的生命体征及带机状况；②每次至少30分钟，1天2次	

续表

操作流程	说明	图解
床上端坐位	床上端坐位可以改善患者膈肌的移动度，从而增加肺容量，适用于不能主动转移或不耐受主动转移的患者	
	患者呈半卧位，通过抬高床头逐步增加患者卧位角度 30°—60°—90°，从而实现床上端坐位 端坐位时两侧手臂用软枕抬高，让患者放松，从而充分配合呼吸机进行呼吸	
注意事项	逐级抬高的过程中，需要观察 5~10 分钟，患者能耐受后（包括生命体征平稳、无人机对抗等）才能继续抬高，患者不能耐受需返回上一个角度	
移位机转移	适用于肌力 0 ~ 2 级、不能主动转移或体重较大的患者实现双足下垂离床坐位	
	首先确保移位机能正常工作	
	协助患者侧卧位，铺放吊兜	

续表

操作流程	说明	图解
	确保吊兜颈托完全托住患者后枕部	
	推移位机至床旁，使电动吊架位于患者正上方	
	连接吊兜连接夹，确保吊兜稳妥固定于吊架上	
	抬升患者至半卧位或端坐位	

续表

操作流程	说明	图解
	可辅助使用电按摩器拍背或协助久病卧床患者走出病房感受阳光	
	带机患者使用移位机转移需要医护技团队共同参与，离开病房需使用转运呼吸机	
注意事项	①密切观察患者的生命体征，转移前、中、后，确保各管路在位并通畅；呼吸治疗师确保人工气道在位及带机顺应； ②注意观察患者的大腿等受压部位，必要时使用减压贴或棉垫进行减压； ③每次 30~60 分钟，1 天 1 次	

二、主动转移

主动转移包括坐在床边、坐在椅子上、站立和步行等，其中坐在床边已被证明可引起危重病人的心肺反应，并且与被动转移相比，患者的心率和血压明显增加，而耗氧量的显著增加也反映了在活动过程中肌肉活动量的增加，将有助于提高患者肌肉力量及耐力（表15-6）。

表 15-6　主动转移训练的内容和要点

操作流程	说明	图解
评估患者	①评估患者的病情、意识状态及配合能力； ②评估患者关节活动度及肌力，确保患者能耐受全范围关节活动； ③评估患者管道情况（管道在位且固定妥善，各管线长度适宜，管道固定在位无牵拉及打折等）； ④转移之前充分吸痰，保持气道通畅。 ⑤评估环境适宜做转移训练（地面无湿滑、过道无障碍、符合院感要求）	
解释、说明	向患者解释操作目的、内容及注意事项，鼓励患者尽量主动配合	
坐在床边	适用于肌力3级及以上，S5Q 4~5分能基本配合，且耐受脚下垂体位的患者	
	患者能适应床上端坐位后，调整呼吸机、监护仪等管路，预留足够活动范围，放下床档	

续表

操作流程	说明	图解
	协助患者身体向一侧微倾，1 名操作者站于患者前方，鼓励双腿逐个移至床边。另 1 名操作者站于患者身后，协助患者身体转向一侧	
	鼓励患者腰背部使力，身体旋转直至完成双腿下垂，端坐于床边	
	患者双上肢下垫软枕，左手扶住床档，背部用软枕支撑，脚下垫脚凳，以保持坐位平衡	

续表

操作流程	说明	图解
	患者双上肢下垫软枕，左手扶住床档，背部用软枕支撑，脚下垫脚凳，以保持坐位平衡	
注意事项	①该活动需要医护技团队共同参与； ②转移前可适当增加呼吸机支持力度，暂停呼吸肌肌力训练或脱机训练； ③转移过程中密切观察患者的意识及生命体征，询问患者有无头晕、乏力、呼吸困难等不适； ④转移前、中、后，确保各管路在位并通畅；呼吸治疗师确保人工气道在位及带机顺应； ⑤训练时间以患者耐受为主	
坐在椅子上	适用于肌力 4 级及以上，S5Q 5 分能完全配合，且能耐受床边直立坐位 > 30 分钟的患者 患者端坐于床边，双足分开踩于地面。嘱患者双手置于操作者肩上，操作者双足分开站立，双手环抱患者的腰部并抓住患者的裤子	

续表

操作流程	说明	图解
坐在椅子上	嘱患者腰腿部用力、站起、转身，安全端坐于床旁椅上，双手放于大腿或椅子扶手上	
注意事项	同上	
站立	适用于肌力 4 级及以上，S5Q 5 分能完全配合，且能耐受床边直立坐位 > 30 分钟的患者	
	患者端坐于床边，双足踩于地面。两名操作者用前臂分别架住患者的腘肢窝，并扶住患者前臂，另需 1 名操作者（床旁护士）做好准备将助行器推向患者	
	嘱患者腰腿部用力、站起，双前臂置于助行器臂架上，手掌握住扶手。 待患者适应站立位，无头晕、乏力、呼吸困难等不适，可嘱患者做原地踏步动作	

续表

操作流程	说明	图解
注意事项	①该活动需要医护技团队共同参与； ②危重症患者普遍虚弱，容易出现头晕、乏力、呼吸困难等不适，因此下床活动之前一定要充分评估患者的肌力、耐力，并且两名操作者需要用前臂分别架住患者的腘肢窝，并扶住患者的前臂，以防患者不能耐受下床而跌倒在地； ③密切观察患者的意识及生命体征，一旦出现晕厥需要立即返回病床，另需要 1 名操作者（床旁护士）从床的另一侧（患者身后）抱住患者髋部一同将其送回病床，最后做好监测及抢救的准备； ④余同上	
行走	适用于肌力 4 级及以上，S5Q 5 分能完全配合，且能耐受床边站立 > 30 分钟的患者	
	患者在步行过程中需要使用助行器做辅助支撑。	
注意事项	①该活动需要医护技团队共同参与； ②密切观察患者的意识及生命体征，告知患者如有不适需立即返回病床，余同上	

（伍林飞、唐娜、万群芳）

参考文献

[1] 朱蕾. 机械通气 [M]. 上海：上海科学技术出版社, 2017.

[2] 宋为群, 张皓. 重症康复指南 [M]. 北京：人民卫生出版社, 2020.

[3] Skinner E H, Berney S, Warrillow S,et al.Rehabilitation and exercise prescription in Australian intensive care units[J].Physiotherapy, 2008, 94（3）:220-229.

[4] Expert consensus and recommendations on safety criteria for active mobilization of mechanically

ventilated critically ill adults[J].Critical Care, 2014, 18（6）:658.

[5] 喻鹏铭, 何成奇, 魏全, 等 . 重症监护室中早期重症康复方案初探 [J]. 中国康复医学杂志 ,2021,36（02）:223-226.

[6]Rick Gosselink, 喻鹏鸣, 赵红梅 . 物理治疗和重症康复工作手册 [M]. 北京 : 北京科学技术出版社 ,2020.

[7] 李小寒, 尚少梅 . 基础护理学（第 7 版）[M]. 北京: 人民卫生出版社 ,2022.

[8]Calvo-Ayala E, Khan B A, Farber M O, et al.Interventions to improve the physical function of ICU survivors: a systematic review [J].Chest, 2013, 144（5）: 1469-80.

[9]Castro-Avila A C, Seron P, Fan E, et al. Effect of Early Rehabilitation during Intensive Care Unit Stay on Functional Status: Systematic Review and Meta-Analysis [J]. Public Library of Science ONE, 2015, 10（7）: e0130722.

[10] 何彬, 何桂兰, 莫蓓蓉 . 自制康复床上座椅在 ICU 患者早期下床活动中的应用 [J]. 护理学杂志 , 2020, 35（9）: 72-73,77.

[11]Mcwilliams D , Atkins G , Hodson J ,et al.The Sara Combilizer as an early mobilisation aid for critically ill patients: A prospective before and after study[J].Australian Critical Care,2017:S1036731416300807.

[12]Collings N , Cusack R .A repeated measures, randomised cross-over trial, comparing the acute exercise response between passive and active sitting in critically ill patients[J].BMC Anesthesiology, 2015, 15.

呼吸康复活动中的管道护理

【概述】

慢性呼吸系统疾病患者病情复杂，治疗过程中常需留置多种管道，管道的维护及管理直接关系到患者的治疗效果、预后，甚至手术的成败及患者安全，因此在康复活动中加强管道护理至关重要。常见的管道有胸腔闭式引流管、胃管、尿管、氧气管、呼吸机管道、中心静脉置管等。

一、胸腔闭式引流管

留置胸腔闭式引流管患者在进行康复活动中需要关注的内容有：妥善固定、有效引流、减轻疼痛、意外脱管紧急处置。

1. 妥善固定

（1）带引流管活动前（图 16–1）需要先检查引流管各环节是否有效固定，如胸壁缝线固定、胸腔引流管与引流瓶的连接处；预留便于活动的管道长度；检查引流瓶 / 袋的手提处是否安全、牢固。

（2）活动中，嘱患者勿拉扯管道，以防管道松脱。

（3）活动后需要再次检查引流管各环节是否有效固定。

2. 有效引流

（1）活动前检查引流管是否弯曲、打折，必要时增加临时、有效的固定。

（2）活动中，保持引流瓶 / 袋内液平面至少低于穿刺部位 60 cm。

（3）活动中及活动后应关注引流是否通畅，引流液的性质、量及颜色变化。

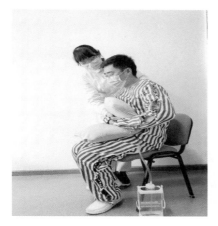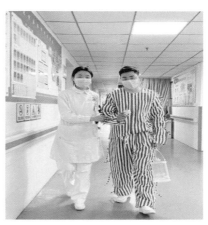

图 16-1 带引流管离床活动

3. 减轻疼痛

（1）活动前，检查管道固定，预留便于活动的管道长度。

（2）活动中嘱患者勿拉扯管道，以免引起或加重疼痛。

（3）肺部手术患者在进行咳嗽咳痰时，需要协助按压切口处，以减轻疼痛。

（4）活动后，关注疼痛性质及程度的变化。

4. 意外脱管紧急处置

（1）若引流管与水封瓶连接处断开，立即反折或钳夹引流管，消毒后重新连接引流装置（图 16-2）。

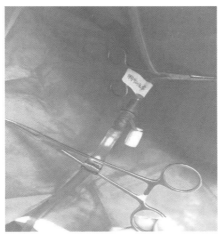

图 16-2 夹管位置

（2）若为引流管脱出胸腔时，应嘱患者呼气，同时迅速用无菌纱布捏住伤口，并立即汇报医生进行处理（图 16-3）。

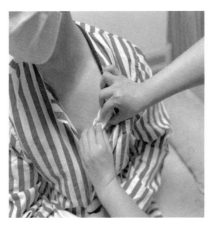

图 16-3　引流管脱出胸腔时，用无菌纱布捏住伤口

二、胃管

留置胃管患者在进行康复活动中需关注（图 16-4）：

1. 妥善固定

（1）活动前需先检查胃管置入长度、接头处是否关闭、是否有效固定，有无进行二次固定。

（2）活动中，嘱患者勿拉扯胃管，以防管道松脱。

（3）活动后需再次检查胃管置入长度及接头处是否关闭。

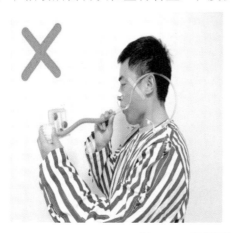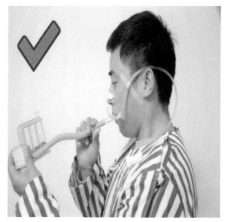

图 16-4　留置胃管患者行呼吸训练

2. 意外脱管紧急处置

评估患者是否需要重新安置保留胃管，如不需要则行相关饮食指导。

三、尿管

留置尿管患者在进行康复活动中需要关注：

1. 妥善固定

（1）根据患者病情情况，选择适宜的活动方式，活动前需要先将集尿袋内原有尿液清空，避免活动中额外重量的增加，影响康复活动的进行，然后将集尿袋固定在患者的裤外（集尿袋均不可高于耻骨联合）（图16-5）。

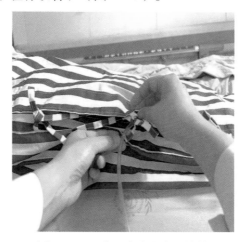

图16-5　尿袋固定在患者的裤外

（2）活动中，避免拉扯导尿管，导致导尿管脱落，损伤尿道（图16-6）。

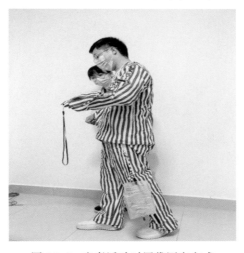

图16-6　患者活动时尿袋固定方式

（3）活动后应关注尿管是否通畅及有无脱落。

（4）活动中及活动后应关注尿液的性质及颜色变化。

2.意外脱管紧急处置

评估患者是否需要继续安置保留尿管，如不需要则指导患者适量饮水；关注尿道损伤及自主排尿情况，若尿道黏膜损伤，应配合医生积极处理。

四、氧气管

康复活动时机体耗氧量增加（图16-7），对于持续氧疗患者，进行康复活动时应持续给氧，活动中注意用氧安全，特别关注：

（1）活动前，根据活动范围及方式选择合适长度的鼻氧管及供氧装置。

（2）活动中，定时检查氧气管是否通畅，及时清除鼻腔分泌物，防止氧气管鼻塞部分堵塞。

（3）密切关注供氧装置性能，以保证适宜的给氧浓度。

（4）根据患者指脉氧饱和度情况，调整氧流量。

（5）防止氧气管因牵拉而脱落。

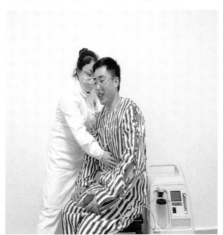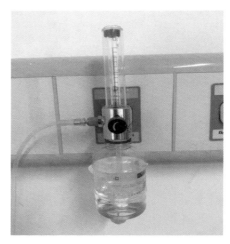

图16-7　康复活动中的供氧方式

五、呼吸机管道

无创正压通气与肺康复相结合，可使患者的呼吸肌得到休息，改善肺功能，提升运动耐力。无创正压通气患者在进行康复活动时需关注：

（1）活动前，整理好呼吸机管道，防止活动中呼吸机管道出现弯折、脱管等现象（图 16-8）。

（2）湿化罐内保持足量的湿化液，以保证湿化效果。

（3）呼吸机管路的积水杯垂直于地面，及时清除管道内冷凝水。

（4）密切观察患者病情变化，根据通气需要，及时调整压力支持。

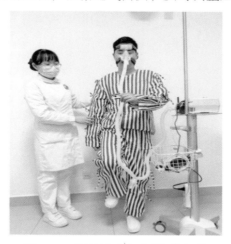

图 16-8　康复活动中呼吸机的佩戴

六、中心静脉置管

中心静脉置管患者在进行康复活动中需关注：

1. 妥善固定

（1）活动前，检查中心静脉置管，若敷贴松动或卷边应及时更换。

（2）活动中，留置 PICC 导管的患者避免过度频繁弯曲、伸展；避免过度用力提重物；避免做大范围的手臂旋转活动。

（3）活动后观察上臂有无疼痛，置管处有无红肿、硬结等局部症状。

2. 意外脱管紧急处置

（1）立即消毒穿刺点，无菌敷料覆盖，按压至不出血。

（2）根据患者病情确定是否重新安置中心静脉置管。

本文还有未包含的管道护理请按照护理常规要求执行！

（毛水香、阳绪容、冯晨）

参考文献

[1] 刘萍, 李萍, 李思谊 . 胸腔闭式引流瓶专用移动器联合加速康复外科在肺癌术后患者中的应用效果 [J]. 成都医学院学报 ,2023,18（02）:261-264.

[2] 邸娜 . 无创呼吸机使用中报警原因分析及护理对策 [J]. 中国医疗器械信息 ,2022,28（20）:65-67.

[3] 耿敬芝 .PICC 导管携带者活动注意事项 [J]. 抗癌之窗 ,2021（1）:54-55.

康复活动中的疼痛管理

第一节 疼痛的评估

【概述】

疼痛是一种与组织损伤或潜在的损伤相关的感觉、情感、认知和社会维度的痛苦体验。在保证医疗安全的前提下，康复活动中全程的疼痛管理，可预防活动中损伤，激发患者康复潜能、增强运动能力，最后达到促进快速康复的目的。

一、疼痛评估

疼痛评估的主要内容见表 17-1。

表 17-1 疼痛评估的主要内容

疼痛的部位	疼痛的性质
促发和缓解因素	持续时间和规律
具体的起始时间	伴随症状和体征
对日常生活的影响	对病人心理状态的影响
对先前及当前止痛治疗的反应	

二、常用疼痛评定方法

（一）数字评价量表

数字评价量表是一种单维的测量成人疼痛强度的方法，是视觉模拟量表的分段数值版本，与 VAS 相似，用于描述疼痛严重程度的术语标定于两端及中央，在该量表中，被调查者选择一个最能反映其痛苦程度的整数。

用 0 ~ 10 代表不同程度的疼痛：0 为无痛，1 ~ 3 为轻度疼痛（疼痛尚不影响睡眠），4 ~ 6 为中度疼痛，7 ~ 9 为重度疼痛（不能入睡或睡眠中痛醒），10 为剧痛（图 17-1）。应该询问患者疼痛的严重程度，作出标记，或者让患者自己圈出一个最能代表自身疼痛程度的数字。此方法是目前在临床经常使用的测量主观疼痛的方法，容易被患者理解，既可以口述，也可以记录。

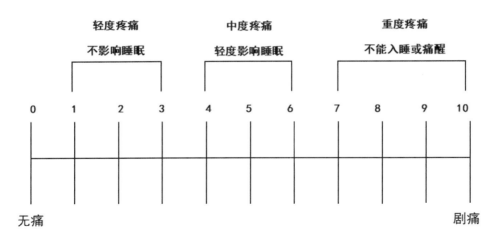

图 17-1　疼痛的数字评价量表

（二）视觉模拟评分

在纸上划一条长线或使用测量尺（长为 10 cm），一端代表无痛，另一端代表剧痛（图 17-2）。让患者在纸上或尺上最能反映自己疼痛程度的位置划 "X"。评估者根据患者划 "X" 的位置估计患者的疼痛程度。该方法不宜用于老年人，因老年人准确标定坐标位置的能力不足。

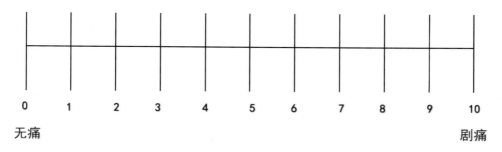

图 17-2 疼痛的视觉模报评分

（三）五点口述分级评分法

五点口述分级评分法见表 17-2。

表 17-2 五点口述分级评分法

分级	疼痛程度	症状
0 级	无疼痛	无疼痛
1 级	轻微疼痛	疼痛可忍受，能正常生活、睡眠
2 级	中度疼痛	疼痛轻度干扰睡眠，需要用止痛药
3 级	重度疼痛	疼痛干扰睡眠较重，伴有其他症状
4 级	剧烈疼痛	疼痛干扰睡眠较重，伴有其他症状
5 级	无法忍受的疼痛	疼痛严重干扰睡眠，伴有其他症状或被迫采取被动体位

（四）疼痛表情量表

FPS 较为客观且方便，是在模拟法的基础上发展而来，使用从快乐到悲伤及哭泣的 6 个不同表现的面容（图 17-3），简单易懂，适用面相对较广，尤其适用于小儿及对疼痛形容困难者。

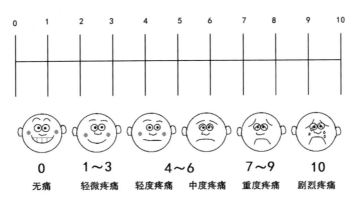

图 17-3　疼痛表情量表

第二节　康复活动中疼痛的预防

一、康复活动前的准备

1.患者准备

（1）思想准备：摒弃"卧床静养"的观念、树立早期康复的正确观念，克服恐惧及急躁情绪。

（2）着装合理，可根据运动项目正确佩戴护具，运动过程中集中精力。

2.医务人员准备

（1）对患者进行运动功能评定：包括肌张力、肌力、关节活动度和活动能力、运动模式、协调性和平衡等。

（2）根据患者自身情况，选择适宜的运动强度、运动功能改善技术和功能提升项目。

（3）掌握有关运动损伤的紧急处理方法。

（4）评估患者是否存在疼痛，若有则需要评估疼痛部位、程度及对康复活动的耐受程度，必要时需要先处理疼痛再实施康复活动，避免康复导致原有疼痛加重。

3. 环境准备：环境宽敞、明亮。

夏季炎热环境中运动要防止中暑，冬季寒冷环境中运动要注意保暖和适时添加衣物。

二、康复活动预防受伤的方法

1. 热身与拉伸

热身和拉伸是我们康复训练前 / 后的重要步骤，也是最常见的预防运动损伤的手段之一（表 17-3）。

表 17-3 热身与拉伸的定义与作用

时机	训练前热身运动	训练后拉伸运动
分类	动态拉伸	静态拉伸
定义	是一种功能性伸展练习，运用专项化的动作为身体做好准备活动，强调专项化的动作而不是个别肌肉，这种练习可以最接近地复制专项练习所需要的动作	是缓慢的拉伸肌肉 / 韧带到某一位置（轻微紧张）后静止不动，保持一段时间（10 ～ 30 秒），包括主动静力拉伸和被动静力拉伸
作用	能更好地改善动态柔韧性，有效地提高肌肉温度。因为是多个关节的活动，故能整合到某个动态拉伸动作中，类似于专项的复合运动形式	静态拉伸能够改善关节的活动度，增加肌肉的延展性，从而有效地预防肌肉、韧带和关节的运动损伤。会降低力量。力量耐力、速度、爆发力，反应时间与动作时间

2. 肌肉放松

①方法：通过手法完成 5 ～ 10 分钟的肌肉松解，来降低肌肉的密度，把肌肉上的结节、粘连或者扳机点充分打开，降低肌肉的过度激活。

②部位：背部、腰部、臀部、大腿外侧、大腿内侧、小腿。

③对象：不能完成热身和拉伸的患者，操作者可以采取此方法帮助患者放松肌肉（图 17-4）。

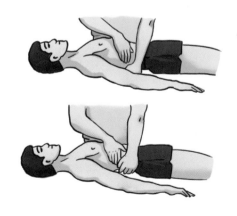

图 17-4 肌肉放松

三、康复活动中疼痛的管理

1.康复活动中引起疼痛的原因

（1）在康复活动之前肢体保持一个姿势时间过久，会导致肌肉、肌腱、韧带以及周围的软组织粘连在一起，进行康复活动时粘连部位受到明显牵拉引起疼痛。

（2）康复活动前患者肌肉出现萎缩，活动时由于屈伸以及牵拉锻炼，导致萎缩肌肉超过正常力量范围，就会出现明显拉伤以及疼痛感。

2.康复活动中引起的常见损伤

康复活动中引起疼痛的原因及处理方法见表 17-4。

表 17-4 康复活动中引起疼痛的原因及处理方法

常见损伤	发生原因	处理方法
擦伤	康复运动中摔倒时引起皮肤擦伤，伤处皮肤被擦破或剥脱，有小出血点和组织液渗出	小面积皮肤擦伤，给予消毒处理即可，无须包扎关节部位擦伤一般不能裸露治疗，一旦感染，容易波及关节，处理时可在创面上涂抹消炎软膏后包扎 大面积擦伤，污染较重者先用生理盐水冲洗伤口，将污物洗净，再用凡士林油纱布覆盖伤口，并以绷带加压包扎
肌肉痉挛（抽筋）	长时间或短时间剧烈运动、肌肉紧张、大量出汗、缺钙	向肌肉收缩反方向做缓慢、持续性伸展和拉长痉挛肌肉。注意保暖，补充电解质、水和维生素等
关节扭伤	膝和踝关节力量偏弱，本体感觉平衡感较差，意外扭伤	24 小时内，立刻采取冷水冲 15 ~ 20 分钟，依耐受情况，每间隔 2 h 使用一次冰敷，损伤初期的处理应遵守"RICE"原则，即休息（rest）、冷敷（ice）、加压包扎（compression）、抬高患肢（elevation） 24 h 后将热水或热醋浸泡过的毛巾放于患处进行热敷

续表

常见损伤	发生原因	处理方法
肌肉拉伤 / 挫伤	多数受到外力或者肌肉被过度牵拉造成，用力过猛或者发生接触对抗	肌肉拉伤或挫伤是肌肉内部的损伤，如果出现伤口出血应该立即止血，处理措施应包括制动、冰敷、加压包扎和抬高患肢，减少血肿形成。进行加压包扎后，可以使用冰块进行冰敷，每次敷15 ~ 20分钟或行冷喷5 ~ 10秒，不可随意按摩，否则会加重血肿
运动中腹痛（岔气）	运动中呼吸节奏不对，人体得不到足够氧气，引起膈肌痉挛或者饭后及大量饮水后使胃肠系统受到过分颤动、牵拉	减速，调整呼吸节奏，缓慢深呼吸并且按摩疼痛部位，运动负荷循序渐进
急性闭合软组织损伤	剧烈运动与拉伸、四肢躯干长时间超负荷工作、反复牵拉和挤压	1. 中止运动：受伤后应尽快停止运动，以最舒服的姿势进行休息 2. 冷疗：受伤后立刻对伤处进行冷敷，或采用局部喷射冷冻剂，以及冷水冲淋的办法，使局部血管收缩，以减轻伤情。在24小时内，每两小时一次进行冷敷，每次10分钟。24小时之后方可转为热敷 3. 加压包扎：利用绷带等对扭伤处进行加压包扎，以减少患处的出血和肿胀。固定时不可包扎得太紧，以免阻断血流 4. 抬高患处：在损伤发生后的24 ~ 48小时内，尽量使受伤部位高于心脏，以减少和消除肿胀
骨折	由于剧烈冲撞、摔倒等猛烈动作造成的	开放性骨折要立即止血，防止伤者休克。开放性和闭合性骨折应尽快将骨折端进行固定，使伤处不再活动，以减轻疼痛并避免再次损伤

3. 康复活动中慢性疼痛常见疾病及治疗

常见疾病	分类	症状	康复治疗
头颈部	颈源性头痛	头痛、颈部活动头痛加重、同侧颈、肩或上肢非根性痛等	物理治疗、手法治疗、药物治疗、正确科学的体位和工作体位、保持良好睡眠
	颈椎病	吞咽困难，头、颈肩疼痛，上肢麻木疼痛、眩晕等	药物治疗、中医疗法、物理治疗、牵引治疗、手法治疗、介入治疗、手术治疗、自我保健等
	颈椎小关节疼痛	单侧颈部疼痛、颈项强直、头昏、面部麻木等	物理治疗、运动疗法、介入治疗、手术治疗等
	胸廓出口综合征	上肢麻木、刺痛、蚁行感、进行性乏力等	康复锻炼、物理治疗、手术治疗等

续表

常见疾病	分类	症状	康复治疗
上肢	肩周炎	冻结肩：肩关节上举和外旋活动受限（在夜间开始）	中药内、外治疗，物理治疗、关节松动术、筋膜松解术、运动疗法等
	肩袖损伤	搬重物、肩剧烈活动后疼痛等	物理治疗、侵入性治疗、手术治疗等
	肱骨外上髁炎	网球肘：手腕握物时疼痛	休息、功能锻炼、运动疗法、手术治疗、物理治疗等
	肱骨内上髁炎	（高尔夫球肘、学生肘）关节内侧疼痛	休息、局部固定、运动疗法、手法治疗、物理因子疗法、传统中医康复等
	腕管综合征	桡侧三个手指及环指桡侧半感觉异常（胀、麻、痛、针刺感）	健康教育、腕部支具、药物治疗、物理治疗、传统中医康复等
腰部	特异性腰痛	腰部椎间盘突出、骨折、肿瘤引起疼痛	运动疗法、有氧训练、柔韧性训练、手法治疗、物理治疗、传统中医康复等
	非特异性腰痛	急性腰扭伤、筋膜炎等引起的疼痛	
	腰椎小关节痛	腰部疼痛	手法治疗、物理治疗、药物治疗、介入治疗、手术治疗等
	腰椎间盘突出症	腰疼、腿痛、间歇性跛行等	健康指导、运动疗法、手法治疗、物理治疗、药物治疗等
	腰椎椎管狭窄症	早期腰背部、骶髂关节、臀部及大腿后部隐痛等，后期下肢感觉障碍	药物治疗、康复治疗、介入治疗、手术治疗等
	腰椎手术失败综合征	根性疼痛、腰疼，疼痛牵涉到臀部、大腿疼痛及肌肉萎缩等	心理干预、药物治疗、物理治疗等
盆底及下肢	神经源性盆底痛	下腹部灼热、阴部疼痛、麻木感等	药物治疗手术治疗、物理治疗、心理治疗等
	肌源性盆底疼痛	疼痛或触发点牵涉痛	药物治疗手术治疗、物理治疗、心理治疗等
	梨状肌综合征	沿坐骨神经放射性痛	梨状肌放松、伸展、松解治疗等
	足跟痛	足部在负重时，足跟隐痛、行走时疼痛等	运动疗法：筋膜松解术、胫骨肌松解术、关节松动术、物理治疗等

续表

常见疾病	分类	症状	康复治疗
全身性	肌筋膜疼痛综合征	损伤和非损伤引起的肌筋膜触发点疼痛	物理治疗、推拿按摩、牵引疗法、运动疗法、药物治疗等
	肌腱末端病	多个肌腱末端部位疼痛等	运动疗法、物理治疗、药物治疗、手术治疗等

（杨桂芳、蒋丽、邓青芳）

参考文献

[1] Treede RD, Rief W, Barke A, et al.A classification of chronic pain for ICD-11［J］.Pain, 2015, 156
（6）: 1003-1007.http://www.nhc.gov.cn/yzygj/s7659/201812/14caf755107c43d2881905a8d4f44ed2.
shtml

[2] 吕岩, 程建国, 樊碧发, 等.ICD-11 慢性疼痛分类中文编译版 [J].中国疼痛医学杂志, 2018, 24
（11）: 801-805.

[3] 毕胜.疼痛康复指南 [M].北京: 人民卫生出版社 ,2020.

第十八章

呼吸康复中的饮食管理

第一节　营养支持

【概述】

营养支持作为呼吸康复的重要组成部分，可增加机体免疫球蛋白的含量，增强骨骼肌力量，改善呼吸肌力，提高患者的免疫力。

2017 年全球慢性呼吸道疾病的患病率约为 7.1%，总患病人数达 5.449 亿。以慢阻肺为代表的慢性呼吸疾病，由于分解代谢高、食物摄入相对过少，常发生营养不良或营养衰竭，影响呼吸肌尤其是膈肌的厚度、耐力和肌力，导致患者呼吸功能障碍。

一、营养筛查与评估

2021 年《中国慢性呼吸道疾病呼吸康复管理指南》推荐采用营养风险筛查 2002（NRS2002）（表 18-1）进行慢性呼吸道疾病患者的营养筛查与评估。如果总分 ≥ 3分，则表示患者有营养不良的风险，需要进行营养支持治疗；如果总分 < 3 分，则需要每周重新评估患者的营养状况。

表 18-1　营养风险筛查 2002（NRS2002）

适用对象 :18 ~ 90 岁，住院 1 天以上，次日 8 时前未行手术，神志清者
排除对象 :18 岁以下 ,90 岁以上，住院不过夜，次日 8 时前行手术，神志不清
（一）主要诊断

续表

评分 0 分，正常营养状况，正常营养需求

评分 1 分，营养需要量轻微增加：□ COPD 急性发作或伴有并发症者　□ 肝硬化急性发作或有并发症者
□ 其他慢性疾病急性发作或有并发症者　□ 髋骨骨折　□ 血液透析　□ 实体恶性肿瘤

评分 2 分，营养需要量中度增加：□ 腹部大手术　□ 脑卒中　□ 重症肺炎　□ 血液恶性肿瘤

评分 3 分，营养需要量重度增加：□ 颅脑损伤　□ 骨髓移植　□ APACHE 评分大于 10 分的 ICU 患者

（二）营养状况受损评分

1. 人体测量：身高（经过校正的标尺，校正至 0.5 cm）_____ m（免鞋）
　　　　　体重（经过校正的标尺，校正至 0.2 kg）_____ kg（空腹、病房衣服、棉鞋）
　　　　　BMI _____ kg/m²（< 18.5，3 分）

2. 近期（1 ~ 3 月）体重是否下降？_____ 若是，体重下降_____ kg 体重下降率_____%

体重下降 > 5% 是在 ① 3 个月内（1 分），② 2 个月内（2 分），③ 1 个月内（3 分）

3. 一周内进食量是否减少？

如果减少：较从前减少：① 25% ~ 50%（1 分），② 51% ~ 75%（2 分），③ 76% ~ 100%（3 分）

注：上述 3 个小结评分中取 1 个最高值

（三）年龄评分（≥ 70 岁为 1 分，否则为 0 分）

（四）营养风险总评分：_____ 分（疾病评分 + 营养状况受损评分 + 年龄评分）

　　是否有营养风险：_____ （有营养风险总分 ≥ 3 分）

二、饮食种类

《中国慢性呼吸道疾病呼吸康复管理指南》推荐每天达到 30 kcal*/kg 能量和 1.2 g/kg 蛋白质的营养干预目标，以增加体重和去脂体重，改善肺功能。具体饮食方案应根据患者病情进行调整。

（1）低糖类饮食：可避免形成过量的二氧化碳，减轻呼吸负荷，如糙米、燕麦片、大麦及未经打磨的全谷米，多吃蔬菜，如生菜、芦笋、南瓜、西红柿等。

（2）低碳水化合物饮食：由于碳水化合物的呼吸商最高，作为能量主要来源，会消耗大量的氧气并产生大量的二氧化碳，增加通气负担。研究表明：降低膳食中碳水化合物比例，可减少机体二氧化碳的产生。

（3）高蛋白饮食：以优质蛋白为主，如鸡蛋、鸭蛋、带鱼、黄花鱼、牛肉、猪肝、腐竹、牛奶等。

---

　　* kcal ≈ 4.186 kJ。

（4）高维生素及微量元素饮食：营养治疗时应注意各种微量元素及维生素的补充。维生素 C、维生素 A 和维生素 E 能够发挥抗炎和抗氧化作用；维生素 C 和维生素 A 可以增强支气管黏膜上皮的防御能力，维持正常的支气管黏液分泌和纤毛运动，改善呼吸道感染症状，促进支气管黏膜的修复；维生素 A 可改善肺功能指标 FEV1（+23%）和 FVC（+25%），维生素 E 可降低慢阻肺患者的脂质过氧化反应，维生素 D 可增加呼吸肌力和最大运动耐力，维生素 B_1 作为辅酶参与重要的生化反应，维生素 B_2 参与生物氧化与能量代谢。

（5）高纤维素饮食：慢阻肺合并肺大泡患者，应避免便秘诱发自发性气胸，高纤维食物有利于预防便秘。可选择纤维素含量高的食物，如玉米、糙米、芹菜、苦瓜、黑枣、大枣、石榴、苹果、鸭梨等，同时需注意糖分的摄入量。

三、饮食禁忌

（1）刺激性调味料：辛辣、花椒、辣椒、酱油、味精。

（2）辛辣调味品，如辛散的花椒、辣椒等。

（3）性凉大寒的田螺、螃蟹、茼蒿、金银花、胖大海等。

（4）产气食品，如韭菜、洋葱、土豆等。

（5）刺激性食物和饮品，如咸猪肉、香肠、咖啡、浓茶等。

（6）烟、酒：大量饮酒可使血管扩张甚至可导致出血，吸烟可加重支气管黏膜组织损伤、痉挛，加重病情进展。

第二节 肺部手术患者的饮食管理

一、肺部手术患者术前的饮食管理

术前营养支持以改善患者的营养状况，降低术后并发症发生的概率，缩短患者的康复期。术前营养支持强调蛋白质补充，非肿瘤患者术前每餐 ≥ 18 g，肿瘤患者术前每餐 ≥ 25 g，有利于术后恢复。术前营养支持首推口服高蛋白质食物和 ONS（口服营养补充）。

二、肺部手术患者术后的饮食管理

肺部手术患者若营养支持不足容易造成免疫功能受损、切口愈合延迟、肌肉和呼吸功能下降等，增加病死率。术后早期营养干预，可确保能量供给，改善营养状态，增强患者的抵抗力。

肠内营养在预防肠黏膜萎缩、保护屏障功能、预防创伤应激时发生的肠道菌群移位、降低感染率及治疗费用等方面优于肠外营养，是首选的营养支持方式。

术后早期营养干预是临床最常见的护理手段，即对患者术前 3 d 至术后的饮食予以指导，以高蛋白饮食为主，但常规的营养干预并未根据患者营养状况的不同而进行饮食干预，针对性相对较差，对提高营养水平的效果不够显著。预后营养指数（PNI）的营养干预是根据测定的 PNI 值 [PNI = 血清白蛋白水平（g /L）+ 5× 外周血淋巴细胞计数（×10^9/L）] 为患者提供具有针对性的营养干预，同时通过患者消耗的总能量予以护理措施，坚持高维生素、高蛋白、低糖的原则，以此达到补充营养的目的。

（1）高蛋白饮食：充足的蛋白质摄入能够促进伤口的愈合，预防伤口感染。摄入蛋白质的目标量为 1.2 ~ 1.5 g/（kg·d），且优质蛋白要保证到 2/3 以上；常见的优质蛋白如鱼类、瘦肉、蛋类、乳类及其制品等。

（2）高纤维素饮食：高纤维素的食物能够使大便软化，促使胃肠道的蠕动速度变得更快，降低便秘的发生概率，对预防因为手术麻醉和卧床导致的胃肠道蠕动缓慢而便秘有一定的帮助，如玉米、芹菜等。

第三节 吞咽功能障碍患者的饮食管理

吞咽功能障碍可导致患者水电解质紊乱和营养不良，因此对于吞咽功能障碍患者，需要给予有效的营养支持。目前主要是通过鼻饲喂养，能够保证患者的营养摄入，良好的营养状况对患者的预后也有积极影响。对于吞咽功能障碍患者，在给予营养支持的同时，需要给予吞咽功能训练，以利于吞咽功能恢复。

一、吞咽功能训练

（1）口唇闭锁练习（图 18-1）：抿嘴、缩唇维持 10 秒，张口发 "a" "yi" "wu" 音；进行吹蜡烛、吹口哨等动作，用手指或冰块按摩唇周。

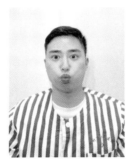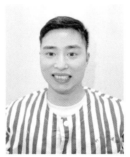

图 18-1　口唇闭锁练习

（2）口腔刺激（图 18-2）：棉签蘸取冰水冷刺激软腭、舌尖、舌根、咽喉等部位，引起吞咽反射。

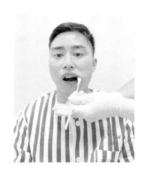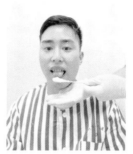

图 18-2　口腔刺激

（3）颊肌训练（图 18-3）：指导患者将口张大并保持，然后移动下颌，两侧面颊挤压空气，轻柔咬肌。

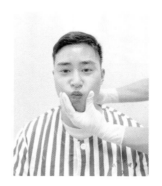

图 18-3　颊肌训练

（4）舌肌训练（图 18-4）：指导患者弹舌、延齿颊沟绕舌及舌尖按压硬腭部，尽最大的力将舌向左、右、上、下及前伸活动，维持 8 s 后主动缩回并吞咽，10 个 1 组活动舌头。

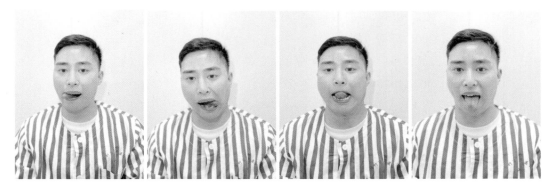

图 18-4 舌肌训练

二、特殊的进食方式及体位

吞咽障碍的患者如果能独立坐起来就应该坐着进食，不要让患者在平躺的时候进食；对于不能独立坐起来的患者可以把床头抬高或者在背部用被子垫起 45° 左右，头部用枕头垫高，稍微向前倾；尽量避免让患者仰头进食以及饮水，不可以让头向后仰，以免食物误入气管而引起呛咳窒息的现象。

【经鼻饲管喂养的护理要点】

对于需要长期进行鼻饲的患者，应根据患者的不同情况科学地计算每日所需的能量及营养素，及时调整，帮助并指导家属配合使膳食摄入达到标准，必要时可以辅以全营养素，如安素等以及恰当的要素膳食，提高鼻饲膳食的质量，促进各种营养素的吸收。在肠内营养无法达到需要量的情况下，应辅以恰当的肠外营养，以保证患者的营养需求。

营养支持要与呼吸康复有机地结合。研究显示，包括健康教育、口服营养补充剂、运动和口服睾丸素的复合康复模式能够改善患者身体组分、提高运动耐力、生活质量和整体的生存率。

（毛水香、阳绪容、冯晨）

参考文献

[1] 中国医师协会呼吸医师分会，中华医学会呼吸病学分会，中国康复医学会呼吸康复专业委员会.中国慢性呼吸道疾病呼吸康复管理指南（2021）[J].中华健康管理学杂志,2021,15（6）：521-538.

[2] 张新娟,巨杨眉.肺癌术后行早期营养干预对患者营养状况和免疫功能的影响 [J].山西医药杂志,2019,48（16）:2006-2007.

[3] 赵顺,曲珊,明茗,等.早期营养干预对肺癌术后患者免疫功能及生活质量的影响 [J].山西医药杂志,2016,45（20）:2401-2404.

[4] 张晓丽.基于预后营养指数的分级营养干预在结直肠癌手术患者中的应用价值 [J].中国肛肠病杂志,2022,42（5）:61-63.

[5] 张盼,李娴,郭园丽.吞咽功能训练与鼻饲泵对急性脑梗死继发吞咽功能障碍患者的效果观察 [J].国际医药卫生导报,2021,27（21）:3336-3339.

基于物联网技术的呼吸康复

呼吸慢病管理是患者由医院过渡到社区再延续到居家的一个全生命期的过程。随着学科高速发展和科技进步，基于物联网技术的呼吸康复管理系统实现了呼吸康复管理的一站式闭环管理，不受交通、地域的限制，改变了传统管理中治疗无连续性、训练无直观呈现以及数据存储不便等缺点。基于物联网技术的呼吸康复不仅可以进行各项评估检查，还具有康复的过程、效果评价、可视化的功能。

一、物联网管理的组织架构

物联网管理的组织架构包括医生、治疗师/护师、患者（图 19-1）。

医生：具备全程管理的思维。规范诊断（肺功能检测）、药物和非药物治疗的指导、定期评估及预后管理方案、疫苗的应用宣教、病例记录与医嘱同质化。

治疗师/护师：有呼吸慢病全程管理思维。用物理技术与方法解决患者的呼吸困难及排痰障碍、被动/主动活动与运动问题，具备实操能力，如肺功能操作及报告解读、呼吸肌肌力评估、呼吸治疗技术、康复物理治疗技术、吸入器具的应用指导等；有超强学习能力与评估患者风险的意识，有良好的协作力与沟通力（执行医嘱并与医生保持沟通与反馈）。

患者：自我管理意识。执行治疗处方并及时上传训练数据，培养良好的依从性，做好居家自我安全监测，从而提高生活质量。

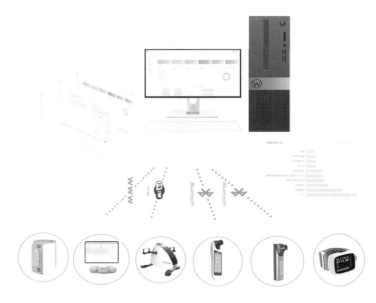

图 19-1　物联网管理的组织架构

二、物联网呼吸康复技术闭环管理流程

上级医院接诊急危重症患者，待患者病情平稳后转到社区医院继续行呼吸康复，患者出院居家按照康复处方自行训练，上级医院可根据反馈的训练数据及时调整处方（图 19-2）。

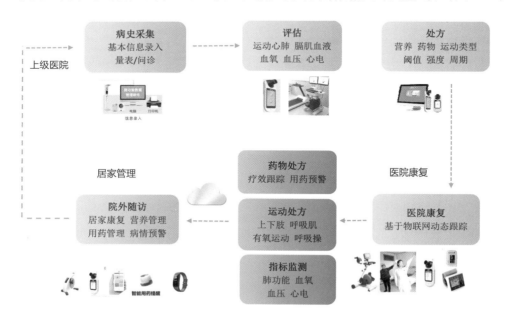

图 19-2　物联网呼吸康复技术闭环管理流程

三、物联网呼吸康复管理系统可操作性

物联网技术下的呼吸康复将患者所有数据进行整合存储，可对患者进行横向、纵向对比，通过全面的评估、个性化方案的制定与实时、全程风险预警和疗效跟踪，在加强医患沟通的同时实现全生命期的闭环管理（图19-3、图19-4）。

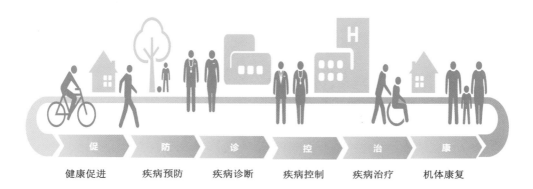

健康促进　　疾病预防　　疾病诊断　　疾病控制　　疾病治疗　　机体康复

图 19-3　物联网呼吸康复技术闭环管理流程

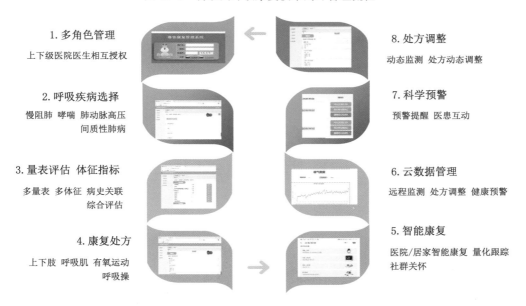

1. 多角色管理
上下级医院医生相互授权

2. 呼吸疾病选择
慢阻肺 哮喘 肺动脉高压
间质性肺病

3. 量表评估 体征指标
多量表 多体征 病史关联
综合评估

4. 康复处方
上下肢 呼吸肌 有氧运动
呼吸操

8. 处方调整
动态监测 处方动态调整

7. 科学预警
预警提醒 医患互动

6. 云数据管理
远程监测 处方调整 健康预警

5. 智能康复
医院/居家智能康复 量化跟踪
社群关怀

图 19-4　物联网呼吸康复管理系统

四、医院内物联网呼吸康复管理

基于物联网的呼吸康复技术管理系统（图19-5），检测＋训练，实现呼吸康复闭

环管理。线上实时评估,全方位、多维度全面评估,告别手写数据的纸质评估,避免再录入重复工作,实现无纸化病例档案。

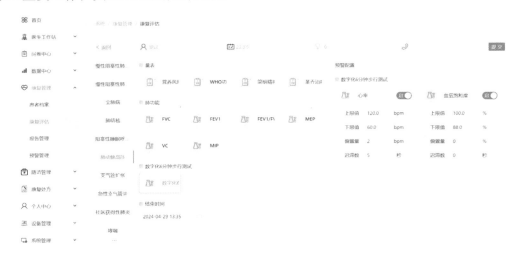

图 19-5 呼吸康复线上评估系统

医生端:可看见不同患者的统计数据,可执行相关评估,查看报告和开具处方(图 19-6)。

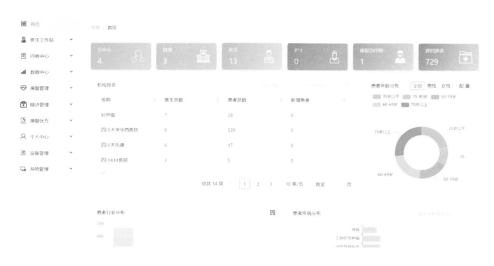

图 19-6 呼吸康复管理系统医生端

治疗师 / 护师端:执行肺功能检查、6 分钟步行试验、呼吸肌力评估等操作,数据实时上传,多参数监测预警(图 19-7、图 19-8)。

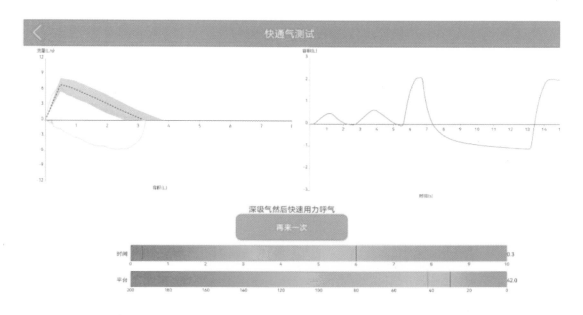

图 19-7　呼吸康复管理系统治疗师 / 护师端

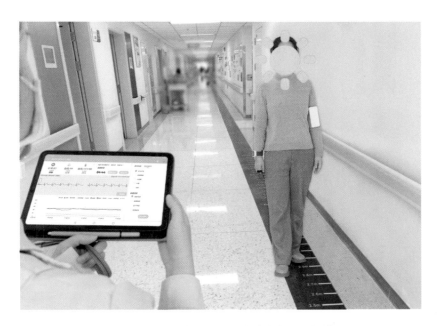

图 19-8　呼吸康复管理系统治疗师 / 护师端

多种呼吸训练界面（图 19-9），患者互动参与感强，提升患者训练依从性，数据自动存储至云平台长期保存，训练数据可视化。

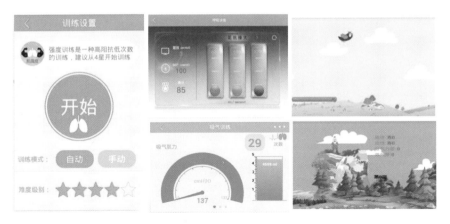

图 19-9　多种呼吸训练界面

振动正压通气治疗（OPEP）（图 19-10）

个性化设置振动频率（10 ～ 32 Hz）、强度（1 ～ 10 档），多频率、多档位可调，适用于更多患者，提升廓清效率，物联网数据采集，云平台永久保存数据，数据可视化。

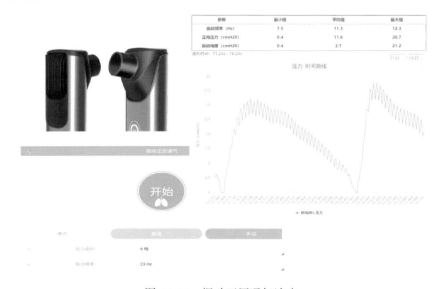

图 19-10　振动正压通气治疗

五、居家物联网康复管理

提供患者"医院—居家"的全方位呼吸康复整体解决方案。通过云端数据管理，建立集束化数字化患者病程日志，实现医患远程沟通，完善管理全程。患者端可执行相关处方，患者能看到处方完成度，并设有监督提醒机制（图 19-11、19-12）。

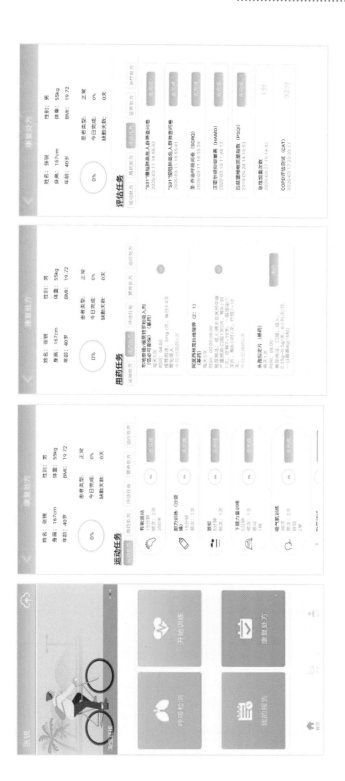

图 19-11　呼吸康复管理系统患者端

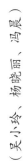

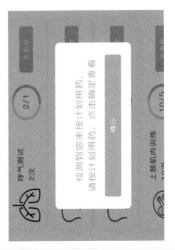

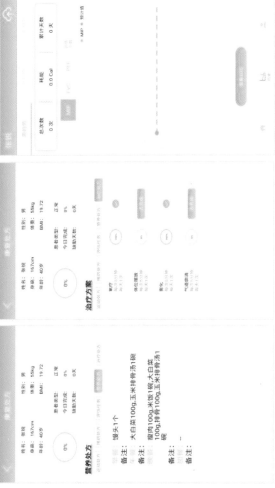

图 19-12　呼吸康复管理系统患者端

（吴小玲、杨晓丽、冯晨）